汉竹编著·健康爱家系列

跟脾胃病专家
学会养脾胃

赵迎盼　主编

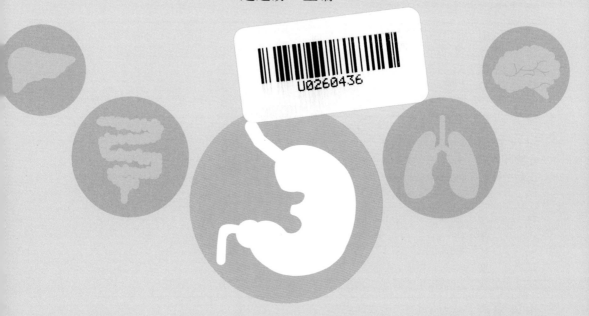

江苏凤凰科学技术出版社·南京

图书在版编目（CIP）数据

跟脾胃病专家学会养脾胃 / 赵迎盼主编 . — 南京 : 江苏凤凰科学技术出版社，
2023.08
ISBN 978-7-5713-3561-8

Ⅰ . ①跟… Ⅱ . ①赵… Ⅲ . ①健脾 – 养生（中医）②益胃 – 养生（中医）Ⅳ .
①R256.3

中国国家版本馆 CIP 数据核字 (2023) 第 086622 号

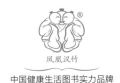

中国健康生活图书实力品牌

跟脾胃病专家学会养脾胃

主　　　　编	赵迎盼
全 书 设 计	汉　竹
责 任 编 辑	刘玉锋　黄翠香
特 邀 编 辑	李佳昕　李晓雪　张　欢
责 任 校 对	仲　敏
责 任 监 制	刘文洋

出 版 发 行	江苏凤凰科学技术出版社
出版社地址	南京市湖南路 1 号 A 楼，邮编：210009
出版社网址	http://www.pspress.cn
印　　　　刷	南京新世纪联盟印务有限公司

开　　　　本	720 mm × 1 000 mm　1/16
印　　　　张	11
字　　　　数	220 000
版　　　　次	2023 年 8 月第 1 版
印　　　　次	2023 年 8 月第 1 次印刷

标 准 书 号	ISBN 978-7-5713-3561-8
定　　　　价	39.80 元

图书印装如有质量问题，可随时向我社印务部调换。

编辑导读

一家人健健康康、无病无灾是所有人的追求，而脾胃健康则是身体健康的重要基础之一，很多人由于不了解容易忽视。

人从出生之日起就需要大量的能量供应身体的各种活动，这些能量都是通过饮食转化而来的，而把食物转化成能量则需要脾胃来完成，脾胃的重要性由此可见。

无论是哪个年龄段的人，只有脾胃健康了，才能够获得足够的能量供给全身，让人有精神去做事情：脾胃健康的孩子身体健康、少生病；脾胃健康的老人消化顺畅、睡得好；脾胃健康的女人气色好、身材好、不易老；脾胃健康的男人精力旺盛、体格壮。

本书中将各种和脾胃相关的、人们易忽略的不适症状展示出来，以专业的中医角度进行解读，分别从饮食、按摩、生活习惯等方面入手，给出易操作、有效果的调养方案，帮助小孩、老人与青年男女改善脾胃状况，让读者知道如何健康地调养脾胃，如何让全家人拥有健康脾胃。

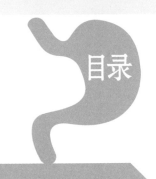

目录

第一章
全家养脾胃大不同

第二章
读懂脾胃的"求救"信号

第三章
好习惯好脾胃

第四章
吃对食物养脾胃

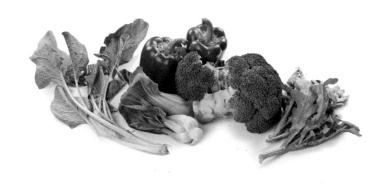

第五章

动动手，调脾胃

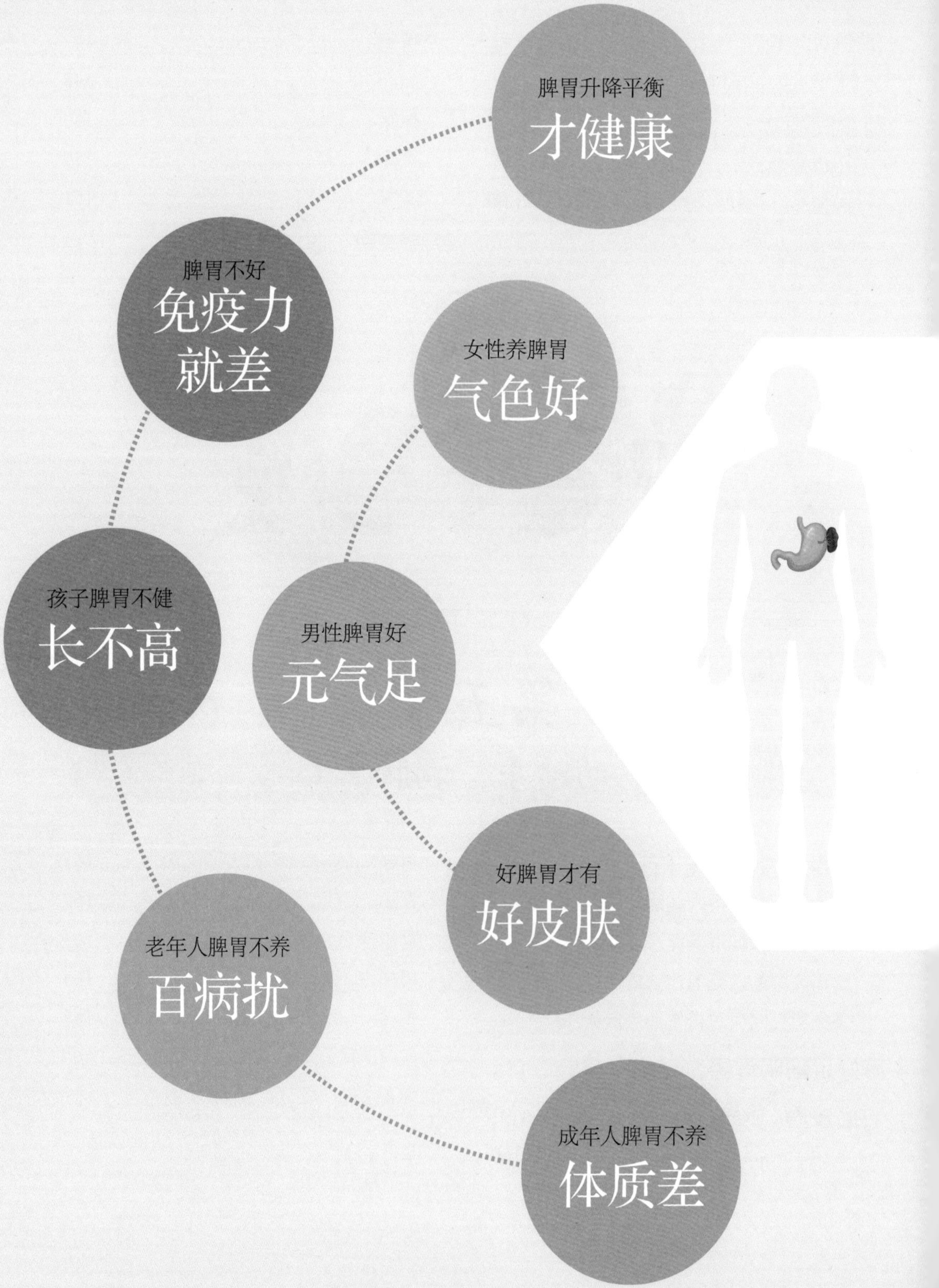

脾胃升降平衡
才健康

脾胃不好
**免疫力
就差**

女性养脾胃
气色好

孩子脾胃不健
长不高

男性脾胃好
元气足

好脾胃才有
好皮肤

老年人脾胃不养
百病扰

成年人脾胃不养
体质差

第一章
全家养脾胃大不同

一个家庭中有孩子、老人和青壮年，他们的身体状况不同，因而，养脾胃的方式也是不相同的。每一类人都有适合自己的养脾胃方式，比如，小孩正在长身体，应当饮食营养均衡；再如，患有糖尿病的老人，在饮食清淡的基础上，应当少吃含糖高的食物，同时也要注意保持适当运动。如果养脾胃的方式运用不当，就无法起到应有的效果，甚至还会适得其反，因此，一定要因人而异、个性化养脾胃。

我们的脾胃好不好

李杲在《脾胃论》中讲道："百病皆由脾胃衰而生也。"脾胃是后天之本，气血生化之源，共同承担着生化气血的重要任务。胃被称为"太仓""水谷之海"，主要功能是受纳与腐熟水谷，它就像一个大袋子，接纳吃进去的食物，然后将这些食物进行初步分解、消化。脾被称为"后天之本"，负责运化，就是将经过胃初步消化的食糜，进一步加工成水谷精微，然后将这些精微物质运送至全身。

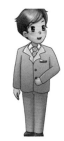

很多人其实并不清楚自己的脾胃状况："也许、可能、大概挺好的吧！在这个不愁吃喝的年代，脾胃应该不会有什么问题吧？"于是在这种不了解和不重视的情况下，很多脾胃问题和由脾胃不好导致的其他疾病开始出现。因此，我们需要学会判断脾胃是不是处在健康状况下。

看口唇

《黄帝内经·灵枢·五阅五使》中提到"口唇者，脾之官也"，意思是说脾有问题，就会表现在口唇上。《黄帝内经·素问·五脏生成》也说："脾之合肉也，其荣唇也。"大意是口唇的色泽与身体气血是否充盈有关，口唇红润，实际上是脾运化功能正常的外在体现。

看鼻子

中医认为，胃经起于鼻，所以脾胃的经脉与鼻窍相连。食物蕴积滞留于胃，久积化热而致胃热，脾的运化功能不好，脾气不能摄血或肺虚火上冲，都会导致鼻子出现鼻腔干燥、鼻出血、嗅觉失灵等一系列变化。

看眼睛

肝开窍于目，眼睛功能的正常，依赖于肝血的濡养，而脾胃又是气血生化之源，脾主统血，因此可以从眼睛看脾胃。如果视物模糊、眼睛红肿、眼睑下垂，同时还伴有舌淡、食欲不佳、大便稀薄，就说明脾气不足。

看耳朵

肾开窍于耳，是人的先天之本，但是也离不开后天之本——脾胃的滋养。如果脾胃虚弱，气血生化乏源，肾精必亏，耳窍失养，就会出现耳鸣、耳聋等症状。

脾胃是全身的营养来源

如果把人体看作行军打仗的军队，那么要想取得胜利，就需要五脏六腑各司其职。脾胃就如同这支军队的"粮库"，脾胃一旦失常，身体的五脏六腑就会失去正常运作的物质基础和能量，可谓是"牵脾胃而动全身"。

中医学的整体观认为，人体的五脏六腑相辅相成，气血相通，是一个不可分割的整体。虽然脾胃是人体的消化器官，是运化水谷精微的枢纽，但如果要完全完成饮食营养的消化吸收，合成新的气、血、精、津液，还必须依赖心、肝、肺、胆等其他脏腑器官的相互配合。

脾胃与五脏六腑的关系，不仅体现在五脏六腑参与脾胃的消化吸收食物上，还体现在脾胃出现病症，就很容易影响其他脏腑这一点上，而且根据五行关系，很容易出现相生相克的疾病传变现象，正如明末医学家孙文胤在《丹台玉案·脾胃门》所说："脾胃一伤，则五脏皆无生气"。

李杲在《脾胃论》中说"脾居中土，调和四方"，明代医学家张介宾在《景岳全书》中指出："善治脾者，能调五脏，即所以治脾胃也。能治脾胃，而使食进胃强，即所以安五脏也"。由此能够看出脾胃的重要性，只有脾胃好了，全身各脏腑才能够获得充足的营养，正常运转。

脾胃好的表现

- 嘴唇红润，润滑有光，干湿适度。
- 嗅觉灵敏，鼻腔干湿适度，无鼻塞、流鼻涕、鼻出血症状，鼻尖、鼻翼无黑头等。
- 视物清晰，眼睛明亮，不干涩、无黑眼圈等。
- 听觉灵敏。

不同人群脾胃健康的表现

- 孩子：身体结实，不感冒。
- 老人：消化顺畅，睡眠好。
- 女人：身材匀称，气色好。
- 男人：体格健壮，元气足。

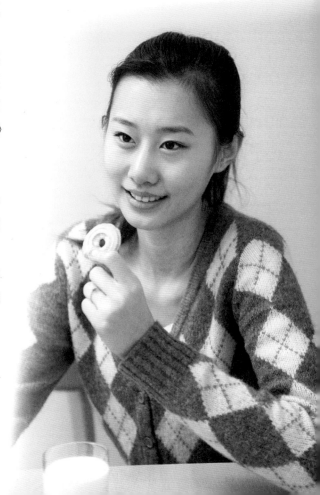

脾胃升降平衡才健康

中医认为，脾的功能特点是向上的，主升；胃的功能特点是向下的，主降。脾为五脏之一，为里，属阴；胃是六腑之一，为表，属阳。脾与胃一阴一阳、一升一降、一里一表，相辅相成。

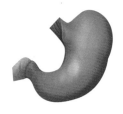

胃主受纳，脾主运化，是人体后天气血的主要来源。在人体中脾胃属于中焦，上通下达，是食物消化的第一步。摄入的食物只有在胃中才能消化、分解，继而脾气主升，让清者上升，滋润心肺，胃气主降，使浊者下降，排出废物。只有脾胃功能正常，人才能气血充足。

脾胃怎样影响健康

李杲是中国医学史上的"金元四大家"之一，他在《脾胃论》中指出："内伤脾胃，百病由生。"在他看来，脾胃内伤是人重要的致病因素，这主要有三大表现：

首先，脾胃是气血生化之源，如果脾胃虚弱，就会导致气血化生不足，导致人的生命活力下降，甚至影响寿命。

其次，脾胃受损，运化失职，营养的吸收和输送功能受到影响，就会使免疫功能降低，这时外邪就容易乘虚而入，所以人就容易生病。

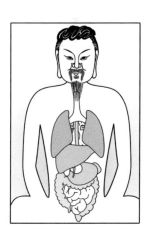

最后，脾胃升降是人体中气机升降的枢纽，如果脾胃升降失衡，必然会影响其他脏腑器官的气机和功能，各种病症也会随之而来。

脾胃是维持身体气机的重要环节

气是构成人体最基本的物质，因为气的运动性，所以在中医理论上称为"气机"。在人体内，气机的表现形式有多种，津液的分布、清浊的替换、经络的贯通，都与气机有着紧密的联系。

脾胃是维持身体气机的重要环节，胃主受纳，脾主运化，脾升胃降，阴阳平衡。只有脾与胃的功能相互平衡协调，人体内的气机才能正常运转，生生不息。

脾气上升、胃气下降，表明脾胃的功能平衡。脾气上升才能帮助胃进一步消化，而且还能够吸收和传输每天摄入的水谷养分。胃气下降，不仅使被消化的食物下行，而且能把经过初步消化的食物移交给小肠，使其供给脾进行运化输布，使身体所有脏器都能得到养分的滋养。

脾降胃升要警惕

脾以升为和，如果不升反降，在中医里被称为"脾气下陷""中气下陷"。脾气虚弱，不升反降，运化功能失调，就容易出现少气懒言、脸色苍白、头晕、腹泻、脱肛、胃下垂等病症。

胃以降为顺，胃气不降反升，在中医里称之为"胃气上逆"，人就容易出现恶心、打嗝、呕吐等症状。

脾胃唇齿相依

脾和胃也是相互照应、互为表里的。胃出现了病症就会伤及脾，脾有问题也会影响胃。可以说，人体的气血充足与否，主要取决于脾和胃的共同作用。

《脾胃论》中说："面热者，足阳明病。胃既病，则脾无所禀受，脾为死阴，不主时也，故亦从而病焉。"面红发热多是胃经上出现了问题。胃一旦生病，受纳的食物就会减少，则脾不能为全身运送充足的营养，自然会生病。

《脾胃论》中还说："形体劳役则脾病，脾病则怠惰嗜卧，四肢不收，大便泄泻；脾既病，则其胃不能独行津液，故亦从而病焉。"

从中医的角度看，劳累过度会伤及脾气，脾气亏损，脾的运化功能减弱，就无法很好地为全身运送水谷精微，人就会出现犯困、四肢无力、腹泻等症状。脾一旦生了病，胃就不能正常运化津液，也就跟着出问题了。

脾胃同养才健康

日常生活中，不要单独顾及脾或胃，而要把两者都兼顾到，才能保持身体健康。

有很多人不注重饮食，或是吃一些损伤脾胃的食物，或是饥一顿饱一顿，或是凉一口热一口，这样很容易出现胃病。而且快节奏的生活和紧张的工作学习使很多人都忽略了休息的重要性，过度劳累，也会伤及脾气。因此，健康的身体，需要健康的生活习惯和饮食共同来保养。

五味入五脏

合理摄入食物利于五脏健康		
五味	五脏	食物举例
酸	肝	山楂、酸橙、柠檬等，肝火大时可吃
辛	肺	葱、姜、蒜等，可散风寒、宣肺气
苦	心	苦瓜、苦杏仁、莲子等，可清心火
咸	肾	盐、动物肝脏、海带等，滋养肾精
甘	脾	红薯、南瓜等，促进脾的运化功能

甘味入脾胃

⊙ 脾胃属于中焦，甘入脾，工作累了吃一块糖，能够补足中气，就会觉得有劲儿了。

⊙ 需要注意的是，甘味食物不能吃太多，否则会伤害到肾脏。

⊙ 中医所指的甘味，不仅指的是味道甜，还包括淡味食物，比如面粉、粳米、小米等。

脾胃健康对身体非常重要

每个人的体质都是"禀受于先天，充养于后天"的，体质雏形一旦形成，只有源源不断接受后天之本所化生的水谷精微，才能滋养出健壮的身体。水谷精微是人体生命活动的维持和精、气、血、津的化生的主要物质基础。

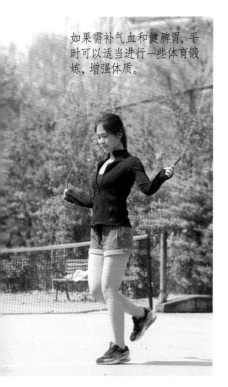

如果需补气血和健脾胃，平时可以适当进行一些体育锻炼，增强体质。

气血是维持生命的基本物质要素，而气血又是由脾胃所化生的，若是脾胃出了毛病，就会导致气血化生不足，由此导致人的生命活力下降，甚至使人的寿命缩短。因此，脾胃的健康对我们来讲非常重要。

脾胃不好，免疫力就差

体质不好的人，免疫力自然低下。尽管一个人的免疫力不能完全取决于脾胃功能的强弱，但脾胃功能不好，免疫力也会随之下降。脾胃为后天之本，如果人的脾胃功能较弱，就会形成气虚体质。气虚主要是指元气虚弱，而元气是人体免疫力所依赖的原动力。元气充足，人的免疫力就强，就有助于预防和战胜疾病；元气不足，就会导致免疫力低下，各种疾病就会乘虚而入。适当的体育锻炼，比如，跳绳、跑步、散步等，有助于脾胃健康，增强人体免疫力。

脾胃失调会引起哪些疾病

● 单纯由脾胃引发的消化系统疾病：消化性溃疡、胃炎、便秘、腹泻、胃下垂等。

● 脾胃问题引发的痰湿疾病：脾虚则生痰，这个"痰"会诱发多种疾病。中医认为高血压里就有一种是痰湿阻滞型高血压，高脂血症多是脾胃失调使内生痰浊所致，咳嗽多是痰湿蕴肺所致，哮喘的病因也是以痰为主，肥胖的人多是痰湿体质……

● 体质差：脾胃不好的人容易感冒，而且感冒后不容易好，愈后也容易复发，所以遇到这类感冒，在治疗时既要治疗感冒，同时又要调养好脾胃。

脾胃功能不足, 感冒易反复

气虚体质的人通常面色苍白, 短气乏力, 不愿意说话, 常有疲劳感, 还伴随免疫力低下, 很容易得病, 尤其是感冒。气虚感冒是很常见的感冒类型, 感冒后恶寒重, 发热轻, 体温一般不超过38℃, 骨节疼痛, 肌肉酸楚。

气虚体质, 再加上饮食作息无规律、工作劳累、精神压力大, 使人的免疫力长期处于低下状态, 再染上感冒, 身体不能及时得到调养和恢复, 就会形成恶性循环, 导致感冒反复出现。很多人都有过感冒后去医院打几次吊瓶, 很快就好了, 可过不了多久又感冒了的经历, 这其实就是气虚体质的表现。

在中医看来, 气虚感冒主要在于脾胃功能不足, 卫阳不固。最好的治疗办法就是以脾养胃, 升举阳气, 同时疏散外邪。

脾胃不好, 人易长痘

青春期很多孩子会受到长痘的困扰, 甚至一些人成年后还是会长痘, 影响美观。在中医看来, 痘痘是人体内血热淤积, 内分泌失调, 使体内阳盛化火, 入舍于血, 热灼脉络, 造成毒素沉积在体内, 长期得不到排泄所致。对于女性来说, 如果内分泌失调, 会引起月经不调, 导致痘痘旺盛。

如果您正在受到痘痘的困扰, 应少吃甜腻、油腻、辛辣的食物。有人爱吃甜食, 有人喜欢油炸食物。由于饮食上的不节制、不科学, 贪吃甜腻、油腻的食物, 或者吃得过饱, 食积胃肠, 蕴郁化火, 就会出现肺胃蕴热。肺胃蕴热达到一定程度, 就要找一个散热口。由于下面的胃肠积食, 热火只好上蒸头面, 于是脸上就会长出烦人的痘痘。因此, 在饮食上, 要有科学合理的饮食结构, 多吃水果、蔬菜, 少吃甜腻、油腻、辛辣的食物。

除此之外, 还要避免过度劳累, 保持良好的心态, 保证充足的睡眠时间, 注重皮肤清洁, 不能乱挤、乱治痘。

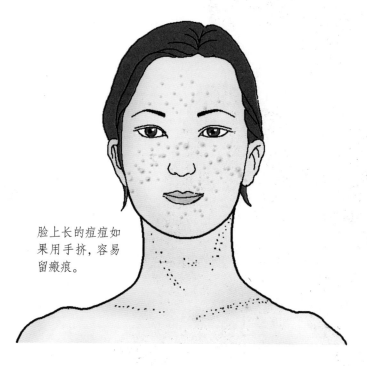

脸上长的痘痘如果用手挤, 容易留瘢痕。

孩子脾胃不健，长不高

孩子的生长离不开脾胃健康，因为所有的营养物质，都需要脾胃吸收并运化到全身。如果脾胃失调，无法吸收运化营养物质，身体则无法获得充足的营养，那么孩子的生长发育就无法获得充足的物质基础，长个儿肯定会受到很大的干扰。因此，一定要重视孩子的脾胃健康。

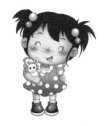

孩子还处于成长发育阶段，脾胃功能并不健全，此时的脾胃还比较脆弱，更需要家长的呵护。除此之外，导致孩子脾胃虚的原因还有哪些呢？

孩子体质弱

孩子曾经吃过的苦寒的药、用过的过多的抗生素，都会导致脾胃功能减弱。一些家长会给生病的孩子吃抗生素，或者长期吃一些药性苦寒的中药，结果导致孩子脸色铁青、身体虚脱、胃口不佳，甚至连长个儿都出现了问题，这些都是生发之气被伤害所导致的。

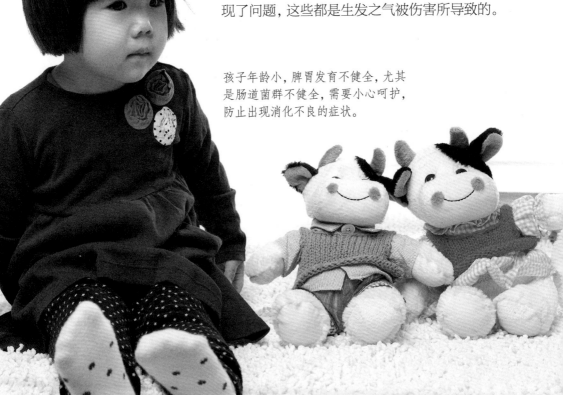

孩子年龄小，脾胃发育不健全，尤其是肠道菌群不健全，需要小心呵护，防止出现消化不良的症状。

某种单一食物吃多了

一些家长疼爱孩子，孩子说想吃什么，家长一次给做很多让孩子吃，比如，孩子想吃红烧肉，家长一次给做一大盘，孩子使劲吃，一下子就吃多了，从而导致积食。在此之后，脾胃变得不和，功能也会下降，此时再让孩子吃，他就变得没有胃口，吃不下了，营养自然跟不上。

吃得不健康

许多孩子都喜欢吃零食、喝饮料，但是，大多数零食含有添加剂，如果大量食用会对身体产生不良影响，加之脾胃还处在发育阶段，影响会更大。另外，零食的味道通常都很好，一吃容易停不下来，这样就会使孩子对主食失去兴趣，导致饮食没有规律，这也会让孩子的脾胃受伤。

孩子吃得太多、太油腻

现在生活条件好，家长每天变着花样给孩子做各种好吃的，认为孩子在长身体，就应该多吃些肉，而且吃得多才能吸收更多营养。殊不知，肥甘厚味会阻碍孩子的脾胃运化营养，身体不能吸收营养物质，反而变得更虚了。

家长过于纵容孩子

现代家庭中孩子不多，有爸爸妈妈爷爷奶奶等多位长辈的疼爱，每天吃饭时都会追在后面喂，一顿饭要吃上一小时，甚至更长的时间，导致孩子根本没有好好吃饭。如果饿了，还会吃一些饼干、薯片等零食。孩子的脾胃在家长们一天天的纵容下变得虚弱，身体营养跟不上，进而导致长不高。

适合孩子养脾胃的烹饪方式

烹饪方式	具体食谱
汤	西蓝花鹌鹑蛋汤、羊肉山药汤、竹笋排骨汤
羹	玉米鸡蛋羹、山药玉米羹、银耳大枣桂圆羹
粥	牛奶大枣粥、芝麻花生粥、山药粥

若要小儿安，三分饥与寒

- 俗话说："若要小儿安，三分饥与寒。"孩子适当少吃一些，能够保护他们娇弱的脾胃。

- 小孩的自控能力比较弱，遇到喜欢吃的就猛吃，长此以往，导致脾胃负担重，影响消化吸收功能，甚至引发脾胃疾病。

- 小孩也不要穿得太多。很多家长觉得孩子小，多穿一点才不会受凉，但如果穿得太暖，容易导致孩子出汗，反而容易受凉生病。

老年人脾胃不养，百病扰

人体的所有营养都来源于脾胃，中老年人脾胃功能逐渐下降，营养吸收功能受到影响。营养供应不足，免疫功能降低、紊乱，就会使衰老加快，易生疾病。健脾胃，扶正气，可增强机体防御机能，抗衰防病。

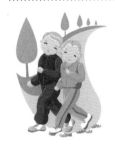

年岁大了之后，身体各方面的机能开始逐渐衰退，脾胃功能也日渐下降，对食物的消化吸收功能减弱。除此之外，营养失衡、休息不足、缺乏运动等，也会导致脾胃衰弱，一般表现为：厌食、食少腹胀、少气懒言、口臭、大便干结、身体倦怠、免疫力差等。

中老年人常见的脾胃病

对中老年人来说，身体的新陈代谢功能逐渐下降，在消化系统方面的表现尤为明显。牙齿脱落会影响咀嚼功能，食物咀嚼不充分，就给胃带来很大负担；味蕾萎缩，分泌的唾液减少，也会给胃带来压力。再加上胃本身也在逐渐老化，因此中老年人特别容易出现胃病。

一般来说，中老年人特别是老年人的胃病主要有慢性胃炎、胃溃疡、胃出血、胃穿孔、胃下垂等。由于体质的关系，老年人的胃病与年轻人的胃病各有特点，比如，年轻人的慢性胃炎往往是浅表性胃炎，而老年人多是萎缩性胃炎。

比较麻烦的一点是，中老年人身体机能下降，除了有胃病外，往往还有心脑血管方面的疾病，和胃病相互影响，给诊治带来了很大困难。

脾胃好才能少生病

因为中老年人运化能力减弱，体内的废物不能及时排出体外，所以容易出现疾病。因此，对于中老年人来说，除了要积极预防心血管疾病、高血压、糖尿病等老年常见疾病外，还要关注脾胃的健康。

中老年人的消化系统功能本来就比年轻人差，特别是牙齿易松动、脱落，进而影响进食，因此保养脾胃要更用心。把后天之本的脾胃调理好了，也会减少疾病发生的机会，这样才会更加健康、长寿。

注意体检

应对胃病，中老年人除了依靠健康的饮食和生活习惯以及良好的心态外，还应该注重体检，以便及时发现，及早治疗。同时，服用药物也要谨慎，因为不管是疾病还是药物，都会加速胃老化，最好在医生的指导下帮助胃黏膜修复再生，根治胃病。

吃些可以暖胃除寒的食物

老年人脾胃功能虚，容易胃寒、怕冷，甚至是出现五更泻的问题。若是老年人胃寒或者是胃寒兼有胃溃疡的话，可以吃些有暖胃除寒功效的食物，比如羊肚汤。中医认为羊肚性温，具有补脾助阳、温胃止痛的作用。

此外，随着年岁的增长，老年人的脾胃功能变得比较弱，因此，不宜吃过多的粗粮，比如高粱、燕麦、荞麦及各种豆类等；也不宜吃剩饭剩菜，因为其容易产生大量致病菌，保存不当易让肠胃功能比较弱的老年人腹痛、腹泻。

通过按摩健脾胃

老年人可以通过按摩的方式来健脾胃。

首先，要坐在椅子上，把左手放在右手上，然后吸气挺胸，用力挺出上半身，并将身体微微向后仰。

然后，开始吐气缩胸，并且双手要用力地按压腹部。

通过这种方式能够对肠胃起到按摩作用，能有效改善肠胃功能，坚持做能改善脾胃功能。

保持好心情

老年人因为身体机能的退化，常感到力不从心，做什么事都没有以前利落，甚至还会因此而自责，这都会影响脾胃的健康。有一个积极、乐观的心态，能够让老年人有好的食欲，对生活也会更有信心。

老人脾胃衰弱如何调理

● 首先，饮食要尽量清淡、易消化，切忌过热或过冷，饭后可适当喝些酸奶。

● 其次，可以进行适当的运动，有助于增进食欲，促进消化吸收，使气血化源充足。

● 再次，中老年人可以根据自身情况选择合适的酒类，少量饮用即可。切忌过量饮酒。

● 最后，保持良好的情绪和积极的心态。

饭菜软烂益脾胃

◉ 老年人牙齿常有松动和脱落，咀嚼能力下降。因此，为了让脾胃更好地消化吸收，饭菜宜软烂。

◉ 老年人的消化系统功能减弱，每餐不可吃太多，吃太多会影响消化、吸收的功能，脾胃会变得不健康。

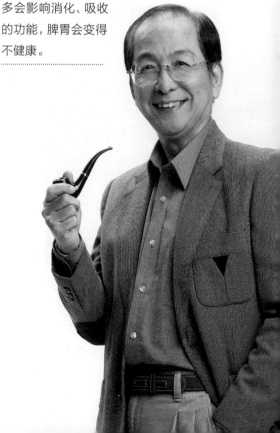

成年人脾胃不养，体质差

正值壮年的成年人，时常需要早出晚归、熬夜加班。他们通常存在工作节奏快、生活压力大、不按时吃饭等问题，导致脾胃易处在不健康的状况。因此，一定要注重脾胃的养护，这样才能够让人有精力、有体力面对生活中的各种挑战。

现在越来越多的年轻人了解到脾胃的重要性，开始重视自己的脾胃健康，想要了解哪些是伤害脾胃的生活方式，也想要了解如何通过饮食调养自己的脾胃，以及其他对脾胃有益的活动。

伤害脾胃的生活方式

上班族的日常饮食常常是早饭遗忘在匆忙间，午饭简单对付，晚饭成了一天的正餐，在晚上大吃大喝，睡前还要吃点夜宵，健康的脾胃常常在这样的饮食方式中受到伤害。

上班族大多长期久坐，对着电脑工作，活动量极少，休息不足，饮食失调，长此以往，就会导致脾胃虚弱，常常表现为消化不良、缺乏食欲、容易打嗝、胃胀、疲倦乏力、忧思过虑、失眠多梦等。

此外，情绪紧张、过度劳倦等，也会导致胃肠蠕动

减慢，消化液分泌减少，从而诱发各种胃肠疾病。这里说的过度劳倦不单是体力劳倦，还包括脑力劳倦、饮食劳倦(吃太多)和精神劳倦(精神压力大)，过度劳倦伤脾，继而伤胃，很容易导致身体消瘦或虚胖。

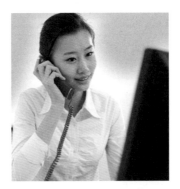 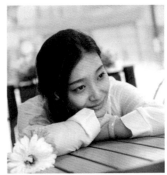

通过饮食调理脾胃

- 三餐定时、定量，尤其是早餐不能随意应付，更不能不吃早餐。
- 饮食以低热量为主，尽量少吃脂肪类食物，比如，肥肉、油炸类等。
- 多吃富含维生素、钙的食物，比如，酸奶、虾皮、蔬果等。
- 多吃富含膳食纤维的食物，比如，芹菜、红薯等，并且多喝水，促进胃肠蠕动，帮助消化、吸收。

加班对脾胃的伤害

上班族常常会出于工作的需要，不得不熬夜加班。正常来说，每天晚上11点左右，人体就会自动进入睡眠状态，此时胃肠蠕动速度也会减慢。如果熬夜，脾胃就不得不保持在工作状态，得不到应有的休息。因此，经常熬夜的人，脾胃会由于超负荷工作而出现虚弱失调，表现为容易倦怠、黑眼圈、皮肤干燥、视力下降、便秘等。

减轻加班对脾胃伤害的几种方法

为了身体健康，上班除了应当尽量减少熬夜的次数，还需要做到以下几点。

第一，晚饭吃易于消化的粥、汤面等食物，不宜吃太饱，以免加重脾胃负担。

第二，熬夜期间尽量避免用咖啡或浓茶来提神。

第三，不要吃生冷油腻的食物。

第四，平时适当补充B族维生素和维生素C，缓解疲劳和压力。

经常加班熬夜，可以辅以按摩、热敷腹部来缓解脾胃不适的状况，以减少熬夜对身体的伤害。在临睡前，用手掌顺时针按摩腹部5分钟，再逆时针按摩5分钟，不仅能帮助紧张的胃肠放松，而且对腹胀、肠鸣等都有缓解作用。

可以多做一些运动，不仅能够提高身体的免疫力，而且还能够让整个人感觉很舒服，在下班后尽量出去走一走。不要一下班吃完饭就躺在沙发上，这样不仅伤脾胃，还对眼睛和颈椎有害。

注意休息和运动

● 工作之余还应该适度运动，防止虚胖，最好每天安排半小时以上的有氧健身运动，比如慢跑、打球、爬楼梯等。

● 在工作间隙，可适当按摩腹部，促进胃肠功能。

● 还可以按摩风池穴、后溪穴、中渚穴等，以放松全身肌肉。

● 做一些原地踏步、蹲起等运动，促进血液循环。

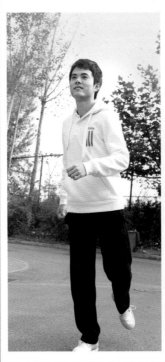
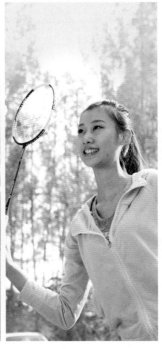

女性养脾胃，气色好

中医所说的脾胃，实际上是指包括胃肠道等在内的整个消化系统。脾经和胃经经过面部、胸部、腹部等多个身体部位，如果脾经和胃经气虚、衰弱了，就会影响到行经的这些身体部位。女性脾胃虚弱，就会出现面色发黄、胸部臀部下垂、肥胖等症状。

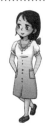

导致脾胃虚弱的原因有很多，根据女性的生活习惯和性格等条件加以归纳总结，得到导致女性脾胃虚弱的原因主要有三点：情绪敏感多思、运动量少和过度减肥。

女性脾胃虚弱的三大原因

情绪敏感多思

一般来说，女性心思细密敏感、忧愁多情，身边一些很小的事，都可能与自己联系起来，想得太多，情绪很容易受到影响。如果常常郁郁寡欢、情绪压抑低落，就容易导致脾虚和肝郁，人也变得消瘦、羸弱。

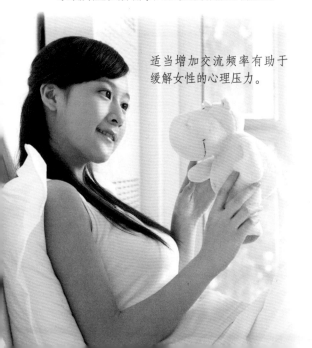

适当增加交流频率有助于缓解女性的心理压力。

运动量少

现在的女性，特别是办公室女性，运动量一般都很少。在中医里，脾主肌肉，脾虚的人容易肌肉无力，身材不是过瘦，就是虚胖。反过来讲，如果运动量少，也影响脾的健康，容易脾虚。

过度减肥

现在有些观点认为瘦等同于美，因此，导致很多女性过度追求苗条身材，经常节食减肥，甚至服用各种减肥产品，这些都会伤害脾胃的健康，常见的就是脾气虚、慢性胃炎、胃溃疡等症状。

脾胃不好影响月经

月经不调、月经周期紊乱、痛经是很多女性面临的问题，不同程度影响自己的身心健康和正常生活。研究表明，如果脾胃出现问题，脾不能运输营养物质，人体的津血就会亏虚，久而久之就会导致月经失调、痛经、闭经等症状。因此，月经方面的问题应该试着通过调理脾胃来治疗，如果把脾胃调理好了，很多关于月经问题的烦恼自然就没有了。

此外还可以通过按摩血海穴来活血化瘀、通络止痛。血海穴在大腿内侧，髌底内侧端上2寸。在月经前后几天的睡前和起床前各按摩一次，经期停止按摩，每次用掌心用力揉按1分钟。

好脾胃才有好皮肤

水润光滑、白皙细腻的皮肤是很多女性的追求，化妆品是很多女性改善皮肤的主要方式，效果好不好先不说，其实化妆品会给皮肤带来不同程度的负担。

皮肤病虽然见于皮毛肌肤，但是与体内脏腑气血阴阳失调有关，脾胃功能更是直接影响着皮肤状态的好坏。黄褐斑、雀斑、湿疹、痤疮等皮肤问题都是脾胃功能失调引起的，因此，要想拥有好皮肤，养好脾胃是关键，这样才能由内而外焕发光彩。

湿热体质的女性，首先要祛湿，日常饮食可以多吃些木瓜、鸭肉来帮助消化。

寒湿体质的女性，要以健脾利湿为主，可以多吃些大枣、猴头菇等补气养胃的食物。

大枣具有补中益气、养血安神的功效。

适合女性调脾胃饮食

菜谱名	功效
桂圆莲子粥	此粥是女性保养身体、调养脾胃的好选择，有很好的补血安神、健脑益智、补养心脾的作用

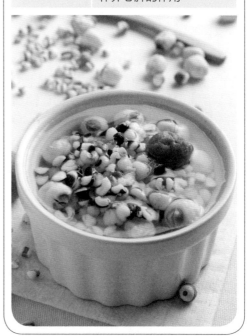

更养颜的饮食选择

⊙ 菌类。菌类食物有很好的排毒效果，常吃能促进排毒，使肠道畅通；经常食用菌类食物还能提亮肤色，使肌肤更白皙细腻，不容易起痘。

⊙ 鸡肉。鸡肉可以补虚，有助于缓解脾胃虚弱引起的乏力、头晕症状；鸡肉还可以改善月经不调等问题，有助于补充气血，消除疲劳；鸡肉中的维生素 B_{12} 能维持神经系统的镇定和健康，能让烦躁的情绪稳定下来，让心情更舒畅，有助于促进睡眠。

男性脾胃好，元气足

元气是人体免疫力所依赖的原动力。元气充足，人的免疫力就强，就能预防和战胜疾病。脾胃为后天之本，如果人的脾胃功能较弱，就会元气不足，导致免疫力低下，各种疾病就会乘虚而入。

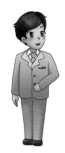

脾胃是"后天之本""气血生化之源"，是人体能量的源头。脾胃功能健康运转，才能源源不断生成身体所需的气血，将营养物质顺利运输到全身，这就为防病治病储备了能量。此外，脾属土，土克水，能调节人体水液的代谢，否则身体湿浊，就容易产生很多疾病。保证脾胃健康，不仅能促进身体五脏六腑的健康运转，也有助于预防和治疗多种疾病。

伤脾胃的生活方式

抽烟、过量喝酒是最伤脾胃的生活方式，男性在这方面受到的损害远远大于女性。长期抽烟会耗损胃阴，加重胃炎、溃疡的病情。烟中的尼古丁促使胃酸分泌增多，破坏胃黏膜，导致胃病。经常过量饮酒，酒精长时间刺激胃黏膜和十二指肠黏膜，容易导致黏膜上皮细胞坏死脱落，从而引起胃黏膜糜烂或溃疡，诱发胃和十二指肠黏膜损伤及相关胃肠病。

饮食习惯也是影响脾胃的重要因素。由于工作或者各种应酬，很多男性经常不能按时吃饭，饥一顿饱一顿。导致胃肠出现不适症状，严重时还会诱发胃肠疾病，影响身体健康。

此外，长期生活在压力之下、运动少、睡眠少等都会影响脾胃功能的正常运行，所以男性除了戒烟、节制饮酒、饮食规律外，还要保持良好的精神状态，平时多运动，提高睡眠质量，身体才会更健康。

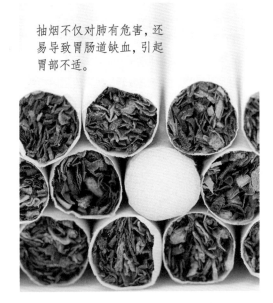

抽烟不仅对肺有危害，还易导致胃肠道缺血，引起胃部不适。

补脾胃养元气的方式

第一，要保护好牙齿。因为牙齿承担着咀嚼的重任，直接关系到食物的摄入、消化和吸收，以及唾液的分泌，能促进脾胃功能的正常运转。

第二，饮食要规律，不暴饮暴食，不贪吃油腻难消化的食物。

第三，要早起早睡，经常熬夜会损伤元气，很伤身体。

第四，要保持轻松、乐观的情绪，这样才能使胃口好。

第五，要避免过度喜怒哀乐，情绪变化过激不利于身心健康。

虚胖男性养脾胃

对于虚胖的男性来说，应该控制脂肪和碳水化合物的摄入，饮食宜清淡，食物采取少油的烹制方式，比如清蒸、清炖、凉拌等。

熬夜加班的男性养脾胃

经常加班熬夜的男性易身体疲劳，这时候可以选用含磷脂高的蛋黄、鱼、虾、核桃、花生等食物，还要有意识地多吃富含胡萝卜素的蔬果和富含维生素 A 的动物肝脏。

吃核桃有助于增加细胞活力，促进肠道蠕动。

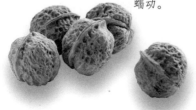

男性调养脾胃的步骤

● 养脾先补肾：吃鱼、虾、羊肉、韭菜、牛肉等富含蛋白质、锌的食物，可以起到补肾固阳、养血固精的作用。

● 加强脾胃保健：吃鲢鱼、鲫鱼等性温健脾、肉质细腻的食物，以及山药、大枣等富含淀粉，且易消化的食物。

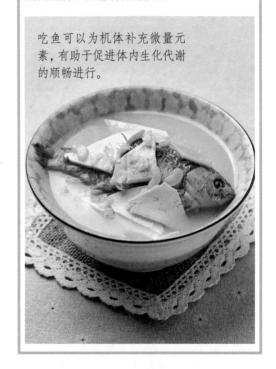

吃鱼可以为机体补充微量元素，有助于促进体内生化代谢的顺畅进行。

养脾胃的好方法

⊙ 在饮食上，男性可以适当多吃一些牛肉、山药、大枣等健脾胃的食物。

⊙ 可以按摩脾胃两经上的穴位。脾经可以增长血气、祛湿除浊，主要穴位有隐白穴、大都穴、三阴交穴、阴陵泉穴、血海穴等；推拿胃经可以增进食欲、促进消化，主要穴位有中脘穴、足三里穴和丰隆穴等。

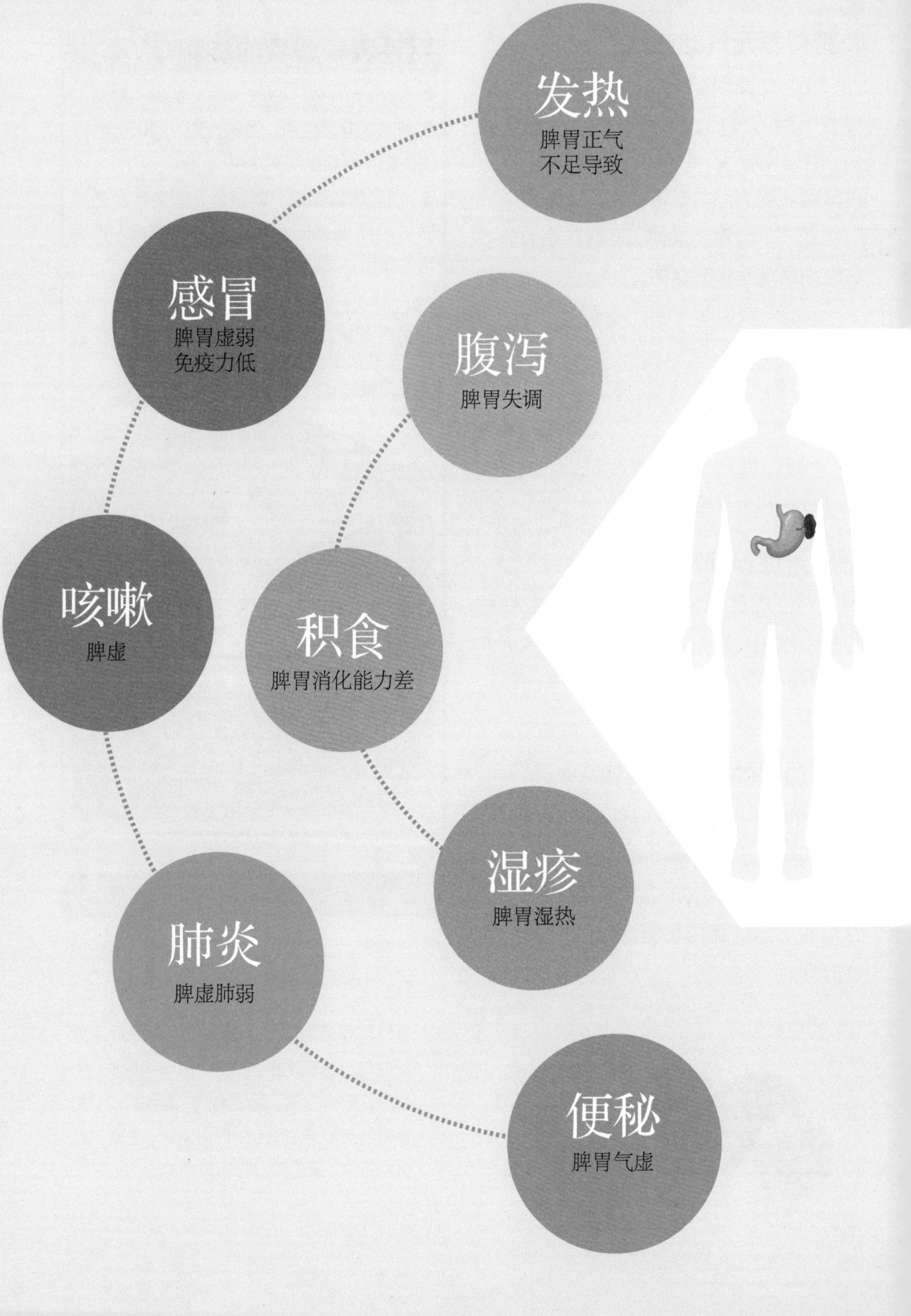

发热
脾胃正气
不足导致

感冒
脾胃虚弱
免疫力低

腹泻
脾胃失调

咳嗽
脾虚

积食
脾胃消化能力差

湿疹
脾胃湿热

肺炎
脾虚肺弱

便秘
脾胃气虚

第二章
读懂脾胃的"求救"信号

人从出生到老年，其中经历的学习、工作等各种活动都需要大量的能量，而这些能量都需要通过饮食提供，但是饮食必须要由脾胃共同工作才能正常地转化为气血，为人体供应能量。如果出现头晕、犯困、恶心、呕吐、腹胀、胃酸、痰多等不适，可千万不要把这些当成小事而忽视，这些都是身体发出的"求救"信号，表明你的脾胃很可能出了问题，要给予重视，及时去医院检查。

吃什么拉什么：脾胃阳虚

很多开始给孩子断奶、添加辅食的宝妈们经常会问："我家宝宝吃什么拉什么，是不是消化不好呀？"也就是第一天吃的东西，第二天几乎原封不动地拉出来。

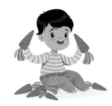

吃什么拉什么在中医上被称为"完谷不化"，在粪便中能够很清晰地看到各种食物，很多没被消化就排出来了，多见于刚断奶开始添加辅食的婴幼儿，这是脾胃阳虚的明显特征之一。

脾胃是"煮饭的锅"

为什么说完谷不化是脾胃阳虚呢？打一个比方，可以把食物的消化过程比作"生米煮成熟饭"的过程，脾胃就如同是我们用来煮饭的锅，而阳气就像是煮饭时用的火，如果没有了"火"，米是无法煮成"饭"的。进入胃部的食物因为脾胃阳气不足，不能被很好地消化，最后，只能是吃什么拉什么了。

添加辅食的原则

要想孩子有个好脾胃，从最开始添加辅食时，就需要掌握由少到多、由一种到多种、由稀到稠等原则，这样既能够锻炼宝宝的咀嚼能力和消化系统功能，还能够养护脾胃。

应由少到多

给孩子添加辅食时，应当先从少量开始，比如，给宝宝加蛋黄，最开始先加

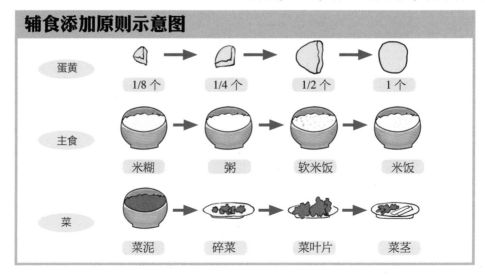

辅食添加原则示意图

蛋黄	1/8 个	1/4 个	1/2 个	1 个
主食	米糊	粥	软米饭	米饭
菜	菜泥	碎菜	菜叶片	菜茎

1/8 个,如果宝宝没有任何不良反应(过敏或者大便异常),4~5 天后可以增加到 1/4 个,然后逐步增加到整个蛋黄。但最多不能超过 2 个。

辅食应卫生、新鲜,从一种到多种

孩子的辅食一定要做到新鲜、卫生,因为辅食不添加盐等调味料,如果食材不新鲜、不卫生,会影响口味,进而影响孩子味觉发育,为以后挑食埋下隐患;吃完拉肚子,会影响营养的摄取。

另外,在添加辅食时应当先试着加一种,让孩子从口感到胃肠都逐渐适应了之后,再添加第二种,让孩子逐步适应。如果孩子不吃,也不要勉强,过一天再试一试,一般试过 3~5 次后宝宝就能接受了。

质地应从稀到稠

刚添加辅食时,孩子基本还没有长出牙齿,只能喂给孩子流质食物,逐渐再添加半流质食物,最后发展到固体食物。这是一个过程,不可操之过急,否则会损伤孩子娇嫩的脾胃。

孩子出现不适时,应暂停添加辅食

由于孩子的脾胃功能、消化系统都还没有发育成熟,因此,在添加辅食的过程中,很容易出现各种不适症状,比如厌食、腹泻、呕吐等,一些孩子还可能会出现过敏反应,身上起一些红疹子。此时,应当马上停止辅食的添加,等宝宝的消化功能恢复、红疹子消退之后,重新添加辅食。

添加辅食时机要合适

喂养方式	添加时间
纯母乳喂养	建议从满 6 个月以后开始添加辅食
混合喂养或纯配方奶喂养	建议从 4~5 个月开始添加辅食

注意:每一个孩子的生长发育都有各自的轨迹,具体还需要按照实际情况来定。

添加辅食时,母乳喂养的孩子应在孩子满 6 个月开始,混合喂养或纯配方奶喂养的应从 4~5 个月开始。添加辅食过早,孩子会因消化功能不完善而出现呕吐和腹泻的症状,过晚会导致孩子营养不良。

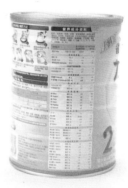

添加辅食的建议

⊙ 对于完谷不化的孩子,建议家长减缓添加辅食的进度,一次不要给宝宝吃得太多,食物一定要软、要碎。

⊙ 最开始添加辅食建议是细腻的米糊,等宝宝适应 1~2 周后再喝米汤,米粒一定要煮得开花,或者用研磨器把米粒研碎。

⊙ 如果是蔬菜,切勿放盐,要保证原汁原味,最好先菜泥后菜末,不然会损伤孩子娇嫩的脾胃。

发热：脾胃正气不足

一些孩子经常发热，每次退热之后，没过几天又发起来了，全家上下都被折腾得既担心害怕又身体劳累，孩子还受罪。

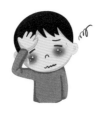 **发**热其实不是病，而是一个症状，或者是一个信号，表示有外邪正在侵入身体。孩子发热，其实是身体在和外邪战斗，阻止它们进一步入侵身体，因此，偶尔发热不一定是坏事情。

引起发热的两大主因

引起发热的外邪有两种，一种是寒邪，另一种是热邪。

寒邪

当寒邪入侵身体时，体内的正气就会和寒邪进行战斗，战斗的范围小、程度轻，孩子就发低热；战斗的范围大、程度重，孩子就会发高热。也就是说，发高烧说明孩子正气比较充沛，有足够的力量去跟寒邪抗衡。因此，体质比较虚的孩子偶尔发热，就像免疫系统的"军事演习"，对提高身体的抗病能力是有益的。此时，可以给孩子吃些温补的药膳，来扶正孩子的正气，增强抗击外邪的能力。

热邪

热邪入侵人体引起的发热与寒邪是不一样的，热邪损伤的是人体的津液。如果孩子体内津液不足，身体就会出现很明显的热证，比如，咽喉肿痛、咳嗽痰黄等。这时孩子发热越厉害，说明热邪越旺盛，体内的津液亏损得越多。此时家长应当给孩子吃些清热解毒的药物，来帮他清透外邪。

要分情况镇定处理

有些家长看到孩子发热，生怕孩子烧出肺炎或者把大脑烧坏，于是赶紧给孩子吃退热药，或者去打针、输液。实际上，孩子体温如果没有到38.5℃，且精神状态较好时，其实不用急着吃退热药。

发热在38.5℃以下先进行物理降温

孩子发热后体温如果低于38.5℃，也没有其他严重症状，一般情况下不用急着吃退热药，同时留意孩子的情况。

孩子发热会消耗体内大量的水分，如果伴有出汗则水分流失得更多。因此，家长要多给孩子喝白开水，要少量多次地喝，大概每半小时喝一次。如果孩子不想喝，也可以榨点新鲜橙汁或其他果汁，兑在温开水中给孩子喝。这是最基本的降温方法，适合所有发热的孩子。

用温水擦身体是一种很好的物理降温的方法。擦拭后留在体表的水分会蒸发吸热,有利于降低体温。具体方法如下。

⊙ 水温:32~34℃。

⊙ 时间:每次 10~20 分钟。

⊙ 部位:重点擦拭额头、颈部、腋下、肘部、腹股沟、四肢等处。避免擦拭胸前、腹部、后颈、足心等对冷刺激比较敏感的部位。

⊙ 注意:不要在有风的地方进行,注意给孩子保暖。

小儿退热贴是通过高分子凝胶中水分蒸发带走多余的热量,从而达到降低体温的效果。它属于物理降温用品,退热快,降温效果好,而且安全无毒副作用。但退热贴面积小,不适合高热的孩子用。

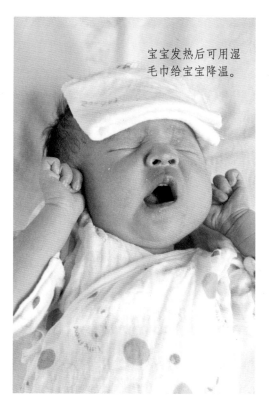

宝宝发热后可用湿毛巾给宝宝降温。

孩子体温在 38.5℃以上时,建议服用退热药物或请医生处理

虽然发热可以激活孩子的免疫系统,但是如果体温太高还是会对身体造成损伤,因此,当孩子体温到 38.5℃以上,物理降温效果不明显,孩子也没有惊厥、精神不佳等症状时,建议家长给孩子服用退烧药或带孩子去医院处理。

需要带孩子去医院的情况

如果孩子出现以下情况,家长要马上带孩子去医院检查,请医生诊治。

⊙ 3 个月以下的婴儿发热超过 38℃。

⊙ 3 个月以上的婴儿发热超过 39℃。

⊙ 发病 24 小时以上,体温仍超过 38.5℃。

⊙ 体温超过 39℃,且伴有头疼、呕吐等症状。

⊙ 发热时精神不好、烦躁、嗜睡,面色发黄或灰暗。

⊙ 出现皮疹或者出血点。

⊙ 发热,伴有剧烈头疼,脖子发硬,频繁呕吐,不能进食。

⊙ 发热时有明显的腹泻,特别是大便带黏液的浓血便时。

⊙ 呼吸困难,或者前囟饱满突出。

⊙ 一开始发热就超过 39℃。

⊙ 高热发生惊厥。

感冒：脾胃虚弱免疫力低

天气一转凉，或者晚上睡觉踢了被子没有及时盖，孩子第二天就开始
感冒流鼻涕，到底是怎么回事呢？

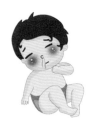

其实孩子爱感冒和其体内的正气有关，倘若孩子体内的正气充沛，即便是有外邪侵犯，身体也能够抵抗，使机体免于生病，就算感冒了也能够比较快恢复健康。但如果孩子正气不足，那么抗病能力也会比较弱，就很容易感冒了。因此，感冒的根本原因是孩子正气不足。

正气的来源

人体的正气来源包括两个方面，一个是先天，另一个是后天。由于先天的因素无法选择和改变，因此，后天的因素就显得尤为重要了。

后天的正气来源于脾胃运化的水谷产生的精气和自然的精气，由此看出，孩子的正气是否充沛，在很大程度上取决于其脾胃的健康状况。也就是说，当孩子脾胃虚弱时，正气不足，外邪来袭时抵挡不住就会感冒。孩子如果脾胃功能强大，抵抗力就强，这样的话，就可以有效地降低患感冒的概率。

分清楚孩子的感冒类型

孩子感冒了，要先分清楚是风寒感冒、风热感冒，还是胃肠型感冒，才能对症食疗和用药。

风寒感冒

症状	风寒感冒
发热	感觉全身发冷、发紧，体温略高
鼻涕	鼻塞、流清鼻涕
嗓子	嗓子不疼
咳嗽	咳嗽不重、不深，通常在靠近喉咙的位置，痰稀而发白
舌苔	舌苔不黄，唇色发白
小便	小便不黄
其他症状	面色偏白

风热感冒

症状	风热感冒
发热	有发热症状，普通风热感冒一般不超过39℃，如果是流感，则可能到39℃以上
鼻涕	鼻塞，流黄鼻涕，鼻涕发黏
嗓子	嗓子红、肿、疼，扁桃体肿大，孩子可能会说嗓子疼
咳嗽	热邪入肺后会出现咳嗽症状，此时咳嗽位置较深，来自胸腔，声音响亮。如果有痰，咳嗽声略显沉闷
舌苔	舌苔黄，嘴唇红，舌尖红
小便	小便黄，气味大
其他症状	口气重，有异味

胃肠型感冒

胃肠型感冒，是指伴有明显消化道症状的一种感冒，孩子感冒的症状往往是从呕吐、腹痛、腹泻开始，然后开始发热、咳嗽等。

胃肠型感冒是胃肠功能出现问题引起的。孩子的胃肠功能尚未发育成熟，如果外界环境寒冷或者湿气重，寒气和湿气同时侵犯孩子的身体，就会出现寒湿的状态。

寒湿如果聚在上焦就会感觉头晕、头重、头疼、舌苔白厚、心烦等；如果聚在中焦会感觉胸闷、腹胀或呕或吐等；如果聚在下焦，则会便溏、泄泻等。

孩子脾胃虚弱要注意三餐规律，以清淡、富含营养、易消化的食物为主。

正确区分胃肠型感冒和肠胃炎

胃肠型感冒和肠胃炎有很多相似的症状，但两者不是一回事，需要仔细区分。

症状	胃肠型感冒	肠胃炎
恶心、呕吐	呕吐前难受，脸色不好，呕吐后明显缓解	恶心、呕吐较为剧烈，而且越吐越难受，呕吐物常有刺激性气味
腹痛、腹泻	排便以后，腹痛会明显缓解	感觉拉不完，排便后腹痛也不会缓解
是否发热	发热	不发热

脾胃虚弱孩子的饮食原则

⊙ 孩子脾胃虚弱，消化吸收功能较差，在给孩子安排饮食时，一定要以清淡、易消化、有营养为原则，多吃一些米粥、面条、馒头、新鲜蔬菜等。

⊙ 少吃肥甘厚腻的食物，因为这些食物不易消化，容易造成积食，给本就虚弱的脾胃增加负担。

⊙ 帮助孩子养成有规律、有节制的饮食习惯，多喝水，适当吃些水果。

⊙ 做到上述这些，孩子的脾胃会越来越好，身体也会越来越壮，也就不会再经常感冒了。

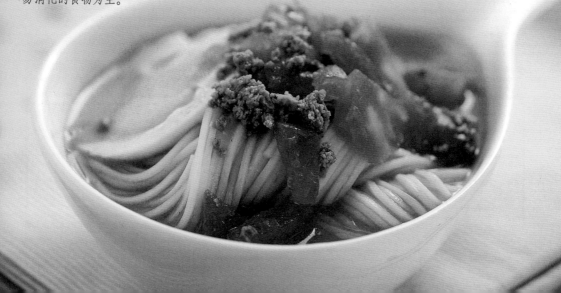

咳嗽：脾虚

感冒后总是免不了咳嗽，因此，很多家长会认为孩子咳嗽就是感冒了，其实并不是这样。感冒可能会引起咳嗽，但是咳嗽并不一定是感冒引起的。孩子的呼吸系统功能比较差，倘若脾气、肺气虚弱，稍不留神就会咳嗽，咳得厉害了，吃饭、睡觉都会受影响。因此，要找出导致咳嗽的原因，从根源上治疗。

孩子隔三差五就咳嗽，特别是季节交替或者冬季稍微受点凉气时，咳嗽得更厉害。这是为什么呢？

除了气候变化影响因素，关键是孩子的脾出了问题。脾属土，肺属金，两者是"母子"关系，脾相当

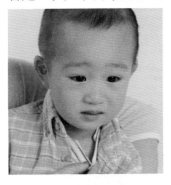

于母亲，肺相当于儿子，因此，脾胃功能的强弱决定了肺功能的强弱。由此可知，脾胃虚弱是孩子咳嗽的根本原因，因而孩子咳嗽时不能单纯从肺去治，更应该调理脾胃，这才是治本。只有脾胃功能强了，才能够从根本上解决孩子反复咳嗽的问题。

不要一咳嗽就马上止咳

听着孩子咳嗽，甚至咳得干呕，晚上睡不好，没有哪一位家长是不着急的，

于是赶忙给孩子吃止咳药、消炎药，喝止咳糖浆，甚至带着孩子去医院打针、输液，想把咳嗽压下去。但是孩子咳嗽还是反复，不易好。治疗咳嗽最重要的是找到咳嗽的根本原因并解决它，而不是简单地止咳。

孩子咳嗽不一定是病了，也可能是正常生理防御的表现。比如，呼吸道内吸入异物或者有分泌物时，通过咳嗽可以形成快速喷出的气流，这种气流

风寒咳嗽

- 风寒咳嗽指的是外感风寒而引发的咳嗽。
- 典型症状：嗓子痒，一痒就咳嗽；咳稀白痰，痰呈泡沫状，喉间有痰声，痰很容易就能咳出来；鼻塞，流清鼻涕；常伴有头疼、发热、怕冷、无汗等风寒感冒的症状。
- 治疗原则：疏风散寒，宣肺止咳。
- 如果刚刚受寒，症状比较轻，可以煮一些红糖生姜大蒜水喝。

能将呼吸道内的异物或者分泌物排出体外。这种情况，咳嗽就是一种保护性的动作，如果用药强压，气管中异物排不出，往往会诱发更严重的病。

咳嗽证型多，辨清病因再用药

孩子咳嗽大多是外邪引起的。风是六邪之首，其他外邪多半是随风邪侵袭人体，因此，外感咳嗽常常以风为先导，或挟寒，或挟热，或挟燥，每种情况导致咳嗽的症状也是不同的。如果没有弄清楚，就盲目给孩子吃药，不仅不能治愈，反而可能会加重孩子的病情。

在给孩子吃药之前，家长一定要先明确孩子到底感染了哪种外邪，然后再针对性地进行饮食调理或者药物治疗，这样才能让孩子尽快恢复健康。

如果是风寒咳嗽，且刚刚受寒、咳嗽轻微，可以给孩子喝点红糖生姜大蒜水；如果是风热咳嗽，且不算严重时，可以喝些杏仁山楂饮。

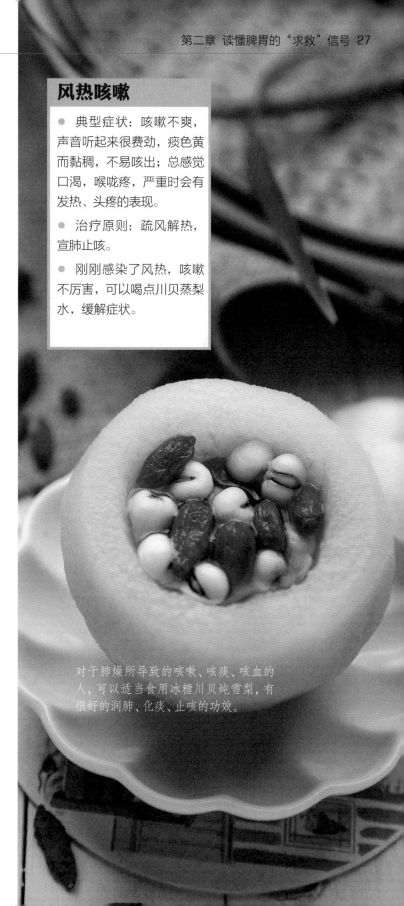

风热咳嗽

● 典型症状：咳嗽不爽，声音听起来很费劲，痰色黄而黏稠，不易咳出；总感觉口渴，喉咙疼，严重时会有发热、头疼的表现。

● 治疗原则：疏风解热，宣肺止咳。

● 刚刚感染了风热，咳嗽不厉害，可以喝点川贝蒸梨水，缓解症状。

对于肺燥所导致的咳嗽、咳痰、咳血的人，可以适当食用冰糖川贝炖雪梨，有很好的润肺、化痰、止咳的功效。

肺炎：脾虚肺弱

肺炎是小孩比较常患的一种疾病，为什么孩子容易得肺炎，一些孩子
还会反复发作，一年患两次，甚至更多？这可能是脾虚肺弱的表现。

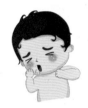

小孩的脏腑非常娇嫩，病情传播速度快。咳嗽如果没有及时治疗，很可能转化为支气管炎，进而导致肺炎。

排除先天性致病因素

一般来讲，经常得肺炎的孩子存在一定的特殊性，大多数患者有气管狭窄、支气管憩室、哮喘等病。这些先天性疾病都可能引起呼吸困难，导致呼吸系统反复感染。

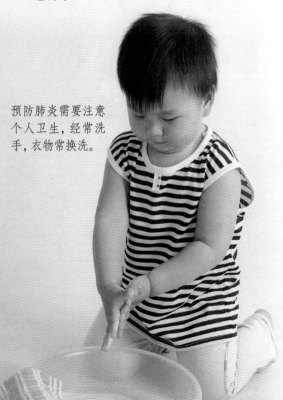

预防肺炎需要注意个人卫生，经常洗手，衣物常换洗。

脾肺不足，抵抗力差易得肺炎

如果经过检查，孩子没有先天性的基础疾病，那就是脾胃和肺的问题了。脾胃虚弱的孩子正气不足，对病邪的抵抗力低。肺部在五脏六腑中位置最高，覆盖其他脏器，主呼吸，主皮毛，通过口鼻、皮毛与自然界相通。小孩得肺炎多是由病毒、细菌引起的，当外邪来袭时，首先受到伤害的就是肺。正气不足，孩子就会因无法抵抗外邪而致病。

当然，用药不规范，治疗不彻底，也是孩子肺炎迁延不愈的一个重要原因。因此，当孩子患肺炎时，家长一定要高度重视。

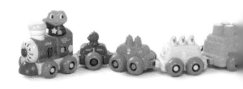

"二看一听"判断孩子是否患有肺炎

肺炎为小儿常见病,3岁以内的婴幼儿在冬、春季患肺炎较多,可由病毒或细菌引起。 不论哪种病原体引起的肺炎,孩子均有不同程度的发热、咳嗽、呼吸急促、呼吸困难和肺部啰音等。肺炎是比较严重的一种疾病,早发现、早治疗很重要。肺炎早期症状与感冒类似,难以察觉,这里介绍一种简单的判断方法——"二看一听",利于早发现。

一看咳嗽和呼吸

感冒和支气管炎引起的咳、喘多呈阵发性,一般不会出现呼吸困难。但如果是得了肺炎,就会出现比较严重的咳嗽或喘,呼吸频率加快。呼吸频率快是肺炎的典型症状,因为孩子的管腔结构很窄,当有炎症时会变得更窄,所以患肺炎时会出现呼吸加快的症状。患者常表现为憋气,双侧鼻翼一张一合的,口唇发紫。只要有这种症状的,就说明病情比较严重,不能拖延,必须马上就医。

二看精神状态

孩子的精神状态也是一项重要指标。如果孩子在发热、咳嗽、喘的同时精神状态很好,能玩、爱笑,食欲也不错,那么患肺炎的可能性就比较小。

听胸部

这是判断孩子是否患肺炎的关键一招。小儿的胸壁薄,即使不用听诊器也能听到水泡音,这样的话,家长可以在孩子安静或睡着时听听他的胸部。听胸部时要脱去孩子的上衣,但注意不要让孩子着凉,把室温调高一些,最好保持在18℃以上。

方法:将耳朵轻轻贴在孩子左右两侧的胸壁上,仔细倾听。在孩子吸气时,是否能够听到"咕噜、咕噜"的声音,如果能够听到,说明孩子肺部发炎了。

家长在听的同时,还要仔细观察孩子胸部有无凹陷,即在孩子吸气时,两侧肋骨边缘处内陷随呼吸起伏的情况。如果有这种情况,说明孩子的肺炎已经比较严重了,必须马上去医院治疗。

孩子的肺炎病情程度的简单划分法

病情程度	症状表现
轻度肺炎	咳嗽,并伴有呼吸加快
重度肺炎	呼吸加快,并有胸部凹陷
极重度肺炎	除上述症状外,还伴有不能饮水和发绀(唇、甲床等部位呈青紫色)

患肺炎的孩子平时要注意保持居室空气新鲜,多通风换气,而且家长不要在室内吸烟。

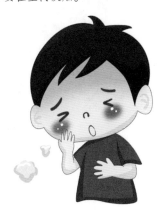

便秘：脾胃气虚

孩子好几天才大便一次，而且每一次大便都很硬，就像是羊粪蛋。

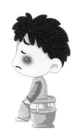

孩子为什么会便秘呢？很多家长认为是上火了，这的确是很重要的一个原因，但脾胃虚弱也会导致便秘。

胃肠有积热导致便秘

通俗地讲，胃肠积热就是孩子的胃肠里有火了，而这是不健康的生活方式或者饮食结构导致的。如果孩子生活没有规律，比如，有时午睡、有时不午睡，晚上十一二点还在玩，就会导致胃肠功能紊乱。如果孩子喝水太少，爱吃肉食、甜腻食物，饮食过于精细，不爱吃蔬菜和水果，暴饮暴食等，再加上孩子脾胃虚弱，吃下去的食物没有办法及时消化，就会形成胃火，然后下传到大肠，大便就会变得干燥、硬，便秘由此形成，这被称为实证便秘。

脾胃气虚导致便秘

脾主肌肉，肠道的蠕动也要靠肠道肌肉的力量。孩子的脾胃还没有发育完全，比较虚，如果家长不知道怎么养护孩子的脾胃，孩子的脾胃功能会更差。这样的话，大肠的传导功能失常，那么消化之后的食物残渣就会停滞在大肠内，形成便秘，这类便秘被称为虚证便秘。这种便秘粪质并不干硬，孩子也有便意，但就是很难排出来。

导致实证便秘的原因

- 第一，久坐不运动。
- 第二，饮食结构不合理，以肉食为主，暴饮暴食。
- 第三，生活作息不规律。

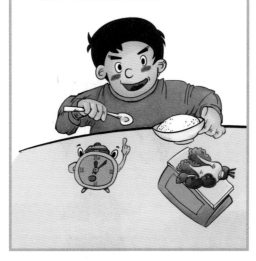

饮食调理，养好脾胃

孩子便秘多数是由于饮食不当，进而引起脾胃功能失调导致的，因此，饮食调理特别重要。

1 岁以下的婴儿，脾胃功能发育不全，肠蠕动迟缓，主食又以乳类为主，经消化后产生的残渣少，自然缺乏大便。家长可以在医生指导下给孩子服用益生菌，等孩子长到 4~6 个月需要添加辅食时，及时、科学地给其添加辅食。

1 岁以上的孩子，有了一定的咀嚼能力，消化能力也逐步增强，家长可让孩子多吃点儿粗粮和新鲜蔬果，比如玉米、燕麦、香蕉、韭菜等，以增加肠道内的纤维素，促进胃肠蠕动，起到润肠、防便秘的作用。

保证孩子的活动量

⊙ 孩子缺乏运动、久坐也容易引起便秘，因此，要保证孩子每天达到一定的活动量。

⊙ 对于还不能独立行走、爬行的婴幼儿，家长要多抱抱他，或者给他揉揉小肚子。

⊙ 会走会跑了之后，引导孩子多做一些有氧运动，比如慢跑、散步、游泳等。

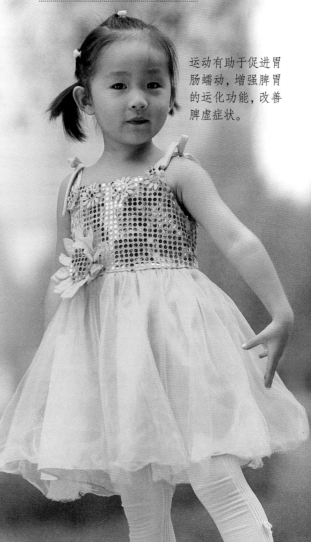

运动有助于促进胃肠蠕动，增强脾胃的运化功能，改善脾虚症状。

便秘的表现

观察重点	便秘的症状
大便的次数	大便次数比平时少，严重时 3 天以上没有大便
大便的量及质地	大便量少，发硬，颜色发黑或者发灰，像羊粪蛋
食欲	吃得比原来少，没胃口，甚至出现呕吐
是否腹胀	肚子胀，敲一敲会嘣嘣响，有时孩子会喊肚子疼
排便时是否费力	排便时会显得很费力，小脸憋得通红，甚至会导致肛裂出血

腹泻：脾胃失调

孩子经常拉肚子，一天要去好几次卫生间，越来越瘦，真让人担心。而且看见饭菜也没有食欲，即便做了他最喜欢吃的饭菜也吃不了两口，怎么办呢？

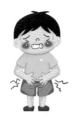拉肚子，也就是腹泻，一年四季都可能发生，但是以夏秋季为主。孩子一旦发生腹泻，摄入的营养得不到充分吸收，不仅容易消瘦，生长发育也会受到影响。更重要的是，腹泻还会导致孩子抵抗力下降，受到其他疾病的侵袭。

引起腹泻的原因

着凉引起腹泻

秋冬季节早晚温差大，家长需要及时给孩子增减衣物，晚上盖好被子，特别是要盖好肚子，以免着凉引起腹泻。

伤食引起腹泻

吃得太多对人脾胃的伤害很大，古话说："若要小儿安，三分饥与寒。"因此，孩子一次不能吃得太多，尤其是不会说话的婴儿，家长一定不要一次喂得太多或者喂食太频繁，添加辅食时也不要在短时间内添加太多的种类。

脾胃虚弱容易导致腹泻

腹泻可能是由于水分停留在肠内引起的，水分之所以会停留在肠内，是因为脾虚。脾脏的主要功能是负责将养分和水分运化出去，一旦脾气不足，没有办法正常运化水分，就会导致腹泻。

脾胃虚弱很可能导致腹泻，因此，养好脾胃是关键。脾胃好了，身体免疫力提高了，偶尔着凉或者吃食不节制，身体也会自动防御、调节，不会再轻易腹泻。

及时补充水分

腹泻会让孩子损失很多水分，而一旦出现脱水就很麻烦。因此，首先要做的就是及时补充充足的水分，最好是白开水，也可以喝点儿淡盐水。如果发现已经脱水，要立刻补充口服补液盐。

不要滥用抗生素

发生腹泻时要到医院检查是什么原因引起的。如果是细菌性痢疾，合理使用抗生素是非常有必要的。但如果是由病毒或者饮食不当引起的腹泻，则不适合使用抗生素。这时使用抗生素不仅没效果，而且还会杀死肠道中的正常菌群，导致菌群紊乱，使孩子抵抗力降低，甚至会加重腹泻。

秋季腹泻特点和护理

秋季是腹泻的高发季节，通常表现为起病急，初期常伴有感冒症状，比如咳嗽、鼻塞、流鼻涕，大多患者还会有发热症状，一般为低热，很少高热，多数为轮状病毒感染导致。其主要症状包括：呕吐且持续 2~3 天。腹泻，每天 10 次左右，重者甚至超过 20 次。大便稀薄，像水或蛋花汤一样，量多但没有特殊腥臭味，一般持续 3~5 天。严重者还会出现脱水、酸中毒及电解质紊乱症状，比如口渴明显、尿量减少、烦躁不安、精神萎靡、嗜睡等。

如果发生轮状病毒感染性腹泻，首先要明白轮状病毒感染是一种自限性疾病，就算去了医院也没特效药，在不吃药的情况下，患者一周左右也会自然止泻。因此，最需要做的就是补水，喂"口服补液盐"冲的水。

口服补液盐可以在各医院和药店买到，如果家里没有准备口服补液盐也没有关系，可以由家长自制，方法如右侧所示。

自制口服补液盐方法

名称	配方
米汤口服液	米汤 500 毫升，细盐 1.75 克
糖盐水	白开水 500 毫升，细盐 1.75 克，白糖 10 克

按照每千克体重 20~40 毫升的比例给孩子服用，4 小时内服完，以后随时口服，能喝多少给多少。

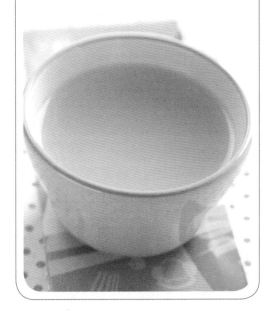

腹泻的程度

⊙ 轻度腹泻：精神状态良好；每天腹泻 5 次左右；大便量不多；大便呈稀便、水样便、蛋花样便、黄绿色便或便中有少量黏液等；没有明显的脱水现象。

⊙ 中度腹泻：精神较差；每天腹泻 10 次左右；轻中度脱水，小便减少；伴有发热、呕吐、食欲降低等症状。

⊙ 重度腹泻：精神萎靡，全身状况差；每天腹泻 10 次以上；严重脱水，并发生酸中毒及电解质紊乱；高热；危重者四肢冰凉。6~8 小时没有小便、呼吸加快、脉搏细弱或摸不到。

⊙ 如果是轻度腹泻可以不必去医院，只需在家调养，注意调整饮食、补水即可。中度或重度腹泻就需要送医院治疗了。

积食：脾胃消化能力差

孩子生病，很多都是积食导致的。《景岳全书·小儿则》中讲道："盖小儿之病，非外感风寒，则内伤饮食。"由此能够看出，积食是孩子很常见的一种病症。

积食在中医学里也被称为食积，主要是指孩子乳食过量，损伤脾胃，使乳食停滞于中焦所形成的胃肠疾患，也就是西医常说的消化不良。很多小孩会有积食的问题，这究竟是怎么回事呢？

孩子积食的原因

很多孩子发生积食时，家长不明白问题出在哪里。其实，积食就是吃得太多了，消化不了，积攒在脾胃中。导致积食的原因主要有两个。

喂养不当

有些孩子吃得并不多，也发生了积食。这是因为给孩子吃的食物太过油腻，或者蛋白质含量太高，或者孩子吃的零食种类太多太杂，导致孩子娇嫩的脾胃受到损害，积食就会形成。

管不住嘴

孩子的自控能力较差，遇到自己喜欢吃的东西停不下嘴。如果家长没有做到很好的监护，孩子一不留神就吃多了，无形中加重了胃肠负担，导致积食的发生，孩子的免疫力也因此下降，容易受外邪入侵而生病。

积食的饮食推荐

很多小孩或多或少会有点积食。不太严重的积食，多是因为饮食没有节制，所以最好依靠饮食来调理。如果积食比较严重，比如，伴有呕吐、腹泻等症状，建议去医院咨询医生进行治疗。

一般轻度积食的宝宝通过控制饮食，很快就能好转。这里推荐几种缓解积食的食材，白萝卜、山楂、熟透的香蕉等，可促进胃肠蠕动，起到消食的作用。

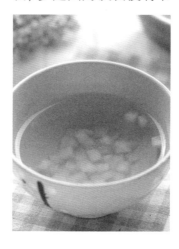

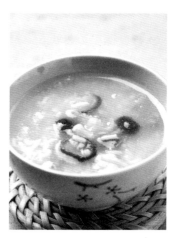

积食危害大，知症状，早解决

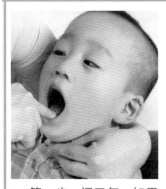

● 第一步：闻口气，如果宝宝经常口臭，口腔中有非常严重的酸腐味，就说明胃里的食物没有消化，可能出现了积食。

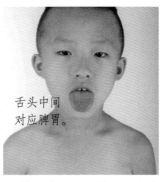

舌头中间对应脾胃。

● 第二步：看舌苔，舌头中间对应的是脾胃。如果这里的舌苔变得比平时白、厚，就说明孩子积食比较严重。有的只在舌头中间出现一个硬币似的圆圈，有的则可能是整个舌头的舌苔变厚变腻，这些都是积食的表现。

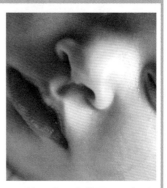

● 第三步：看嘴唇，积食后，食物存在胃里会积滞化热，因此，如果嘴唇突然变得很红，像涂了口红一样，摸摸手脚，手心、脚心发热，甚至身上发热，那很有可能是积食了。

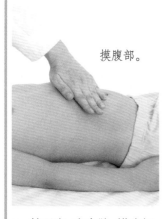

摸腹部。

● 第四步：查食欲、摸腹部，积食后胃口差，不想吃东西，即便吃下去也不消化，用手摸小肚子会感觉硬硬的、鼓鼓的，感觉肚子胀或疼。

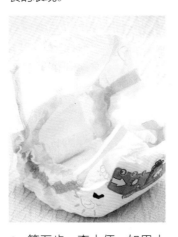

● 第五步：查大便，如果大便次数增多，有粘连状，而且有没有完全消化的食物拉出来，味道很臭，就像腐坏的臭鸡蛋味，说明是积食了。

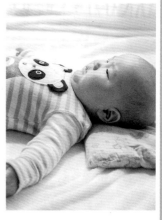

● 第六步：看睡眠，胃不和则卧不安。如果孩子晚上睡觉时翻来覆去睡不踏实，或者牙齿紧紧地咬着，很有可能是积食了。

厌食：脾胃不和

孩子不怎么爱吃饭，什么东西都不喜欢吃，胃口也很差，特别瘦，怎么办呢？

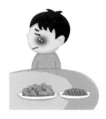

俗话说："人是铁，饭是钢，一顿不吃饿得慌。"但为啥孩子就是不爱吃饭呢？不爱吃饭就获取不到营养，怎么长高、长壮？实在让人担心，到底是因为什么呢？一起来看一看孩子厌食都有哪些原因吧。

脾胃虚弱是主因

小孩厌食的病因在脾胃，是脾胃不和、功能失常导致的。脾胃一升一降，协调运作，人体的消化吸收功能正常，人才会想吃饭，吃了饭也能消化吸收。但是，孩子如果脾功能不足，消化吸收功能也比较弱，这种情况下，脾胃就不能好好合作了，食欲也就受到了影响，不及时调治的话，就会发展成厌食。

喂养不当会影响脾胃健运

缺乏一定的喂养知识，比如，婴儿时期没有按时添加辅食，孩子的咀嚼能力明显低于同龄孩子，咽下的食物让胃负担加重，难消化，导致脾胃功能减弱，进而导致厌食；或者过度食用高油脂、高蛋白质、高热量食物，使脾胃受损，不能正常地发挥运化能力，导致厌食。

无节制饮食会导致脾胃受伤

"乳贵有时，食贵有节"。如果饮食没有规律、没有节制，会导致脾胃受伤，受纳运化功能减弱，从而出现厌食的情况。

厌食的其他原因

缺乏微量元素锌。当孩子缺少微量元素锌时，胃黏膜的消化功能，以及味觉功能都会降低，导致食欲下降。

气候变化。天气炎热时，胃肠道中的消化酶活性降低，食欲也会随之下降，如果没有及时调节，很容易就会出现厌食。

慢性疾病。如果孩子患有一些慢性疾病，尤其是胃肠道疾病，比如，消化性溃疡、慢性肝炎、慢性肠炎、腹泻以及慢性便秘等，也可能导致出现厌食症状。

精神心理因素。家庭不和睦、家庭暴力、家长对孩子要求过于严苛或者漠不关心、吃饭时受辱骂等，都可能对大脑的进食中枢造成影响，导致神经性厌食。

脾胃气虚导致的厌食症状

脾胃气虚的患者通常一动就很容易出汗，不思饮食，面黄肌瘦，一旦吃得稍微多一点儿或者吃了不容易消化的食物，大便中就会出现未消化的食物残渣，或者大便不成形。

如何提升食欲

孩子厌食的根源是脾胃虚弱、功能失调，同时也和饮食不节制、喂养失当关系密切，因此，要先进行饮食调理。比如，纠正不良的饮食习惯，提供适宜的进餐环境等，调养好孩子的脾胃，厌食的症状就会减轻很多。

尽量避免让宝宝带有不良情绪吃饭，否则可能导致宝宝挑食、厌食更加严重。

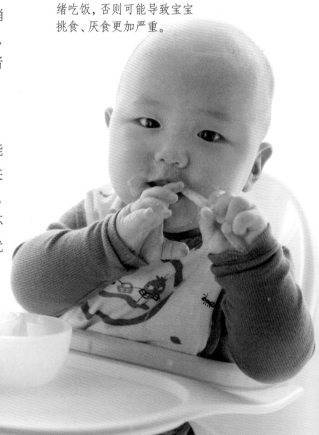

适合脾胃气虚导致的厌食的食疗方

● 推荐食材：薏米、芡实、山药、莲子、大枣、茯苓、扁豆等。

胡萝卜山药汤

材料： 胡萝卜半根，山药 20 克，盐适量。

做法： ①胡萝卜去皮，洗净，切小丁；山药去皮，洗净，切成花状薄片。②胡萝卜和山药放入砂锅中，加入清水，大火煮沸，转小火煮熟，加盐调味即可。

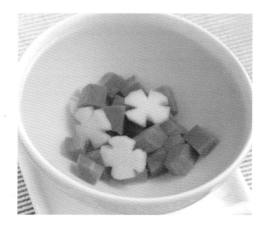

尿床：脾肾不足

孩子已经 6 岁了，还总是尿床，也不知道是怎么回事，他自己也不想
这样，可就是控制不住，为此还伤心地哭过，怎么办呢？

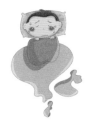

尿床又被称为遗尿，指的是 5 岁以上的孩子在睡眠中无法控制
小便而自行排尿的一种病症。脾胃长期受损，伤及根本，连
带肾气亏损，则会导致孩子小便自遗或者睡眠中小便自出。

脾肾不足是主因

中医认为，孩子遗尿多是因为先天
肾气不足、下元虚冷。肾脾不足是宝宝
尿床的主要原因，肾是自然的基础，如果
肾精充足，后天发育就会正常，如果肾精
不足，肾脏的温、蒸、养等功能就会减弱，
表现在膀胱上，就是容易尿床。脾的功能
主要是运输和转化，在体液代谢中起着重
要的作用。脾功能正常，消化、吸收和排
尿才能正常，脾不好，运化失常，就容易
导致尿床。

除此之外，心理因素、遗传因素、功
能性膀胱容量减少、家长未对孩子进行排
尿训练等，均可能导致孩子尿床。

食疗养脾胃和肾

可从健脾和胃入手，肾气不足是先天
不足，脾胃为后天之本，后天补先天，致
使气化功能恢复正常，尿床自然就好了。

孩子如果尿床的同时，还伴有舌苔
白厚腻，大便稀溏，则很可能是脾胃虚寒，

身体里有寒湿，此时，需要做的是给饮
食做减法，少吃西瓜、雪糕及海鲜等寒凉
食物。

山药蛋黄粥

材料： 山药 50 克，蛋黄 2 个，大米 50 克。

做法： ①大米洗净，浸泡 30 分钟；山药洗
净，去皮，切片。②锅中放入大米，加水
煮沸，放入山药片，小火煮至食材将熟，
放入蛋黄，煮至食材全熟即可。

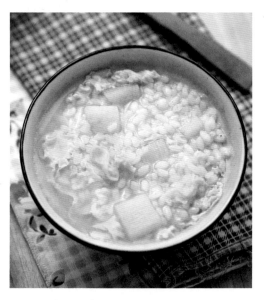

小米大枣粥

材料：小米 60 克，大枣 4 个。

做法：①小米、大枣均洗净。②锅中放入小米、大枣，加水，大火煮沸后，转小火慢慢熬煮，待小米黏稠即可。

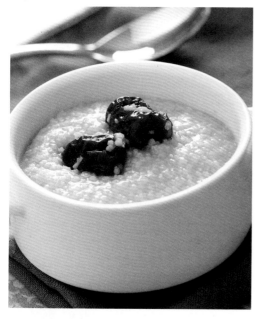

尿床的影响

第一，孩子晚上尿床会影响睡眠质量，白天自然会无精打采。

第二，生活中尿床的孩子对外界刺激更敏感，一些小的活动会紧张，这会导致更严重的疾病。

第三，遗尿症儿童不喜欢与人过多交流。一般来说，性格会比较内向、自卑，如果尿床长期得不到缓解，甚至会让孩子变得自闭。

惊吓也会导致尿床

孩子如果白天受到了惊吓，会导致肾气不固，表现为尿床，甚至大小便失禁。此时要以安抚为主，给孩子足够的安慰，抱一抱他，轻声地和孩子说说话，让孩子逐渐安静、放松下来。

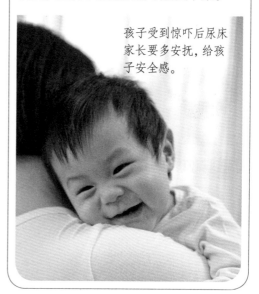

孩子受到惊吓后尿床，家长要多安抚，给孩子安全感。

改善尿床的小方法

⊙ 养成良好的作息习惯和卫生习惯，避免过劳，掌握尿床时间和规律，夜间用闹钟唤醒患儿起床排尿 1~2 次。

⊙ 白天睡 1~2 小时，避免白天过度兴奋或剧烈运动，以防夜间睡眠过深。

⊙ 帮助孩子树立信心。逐渐纠正害羞、焦虑、恐惧及畏缩等情绪或行为，照顾到孩子的自尊心，多劝慰鼓励，少斥责、惩罚，减轻孩子的心理负担。

⊙ 晚饭后避免大量饮水，睡觉前排空膀胱内的尿液，可减少尿床的次数。

能吃却不长肉：胃火大，
胃强脾弱

孩子很爱吃饭，吃得也不少，但就是不长肉、不长个儿，家长非常着急，也不知道该怎么办。

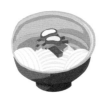

有一些孩子食欲非常旺盛，进食量也多，吃完后不久又感觉到饿，而且怎么吃都不胖，体质比较差，脸色蜡黄，身体瘦弱，睡眠不好，出汗多，还容易生病，这是什么原因导致的呢？

吃不胖的原因

吃不胖的原因在排除了某些疾病（甲状腺、消化系统疾病、糖尿病等）的潜在影响之外，主要有两方面的原因。

胃火偏盛

中医称为消谷善饥，这类人吃得多却很容易饿，而且还很消瘦。与此同时，还伴有口渴心烦、舌红苔黄、口臭便秘等症状，这是因为胃对食物的腐熟作用太强，代谢亢进，消耗过多导致的。

胃强脾弱

胃强脾弱的人，在吃不胖的同时，还伴有大便溏泄，爱拉肚子。这是因为胃消化食物的功能过高，因此吃得多、容易饿，但是脾脏运化功能减弱，不能正常地将吃进去的食物转化为营养物质，输送到全身各处，因此，多吃也不能让身体获得营养，胖不起来。

如何快速判断孩子胃火大

看舌苔：判断孩子消化状态，最重要也最简单的就是要学会看舌苔。如果孩子舌红苔厚甚至发黄，说明积食有热，饮食应素多肉少。如果孩子舌淡苔厚，说明是单纯的积食。

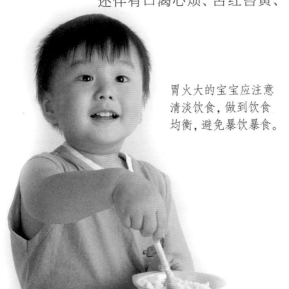

胃火大的宝宝应注意清淡饮食，做到饮食均衡，避免暴饮暴食。

闻口气：除了容易积食，这类孩子也特别容易"上火"，比如长期口腔溃疡，嘴巴动不动就烂；经常有口臭、眼屎，舌苔厚腻。

观睡眠："胃不和则卧不安"，胃火大的孩子睡眠质量会比较差，有的孩子经常会趴着睡。还有的孩子会容易盗汗，即便到了寒冷的冬天，晚上入睡后还会不停出虚汗。

看大便：因脾的运化能力不好，所以这类孩子大便要么几天一次，要么一天拉两三次；大便要么干硬，要么溏泄不成形。

如何调整胃火大

胃火大应该多喝水、多吃新鲜水果蔬菜。不过需要注意的是，应当避免食用寒凉性质的蔬果，比如西红柿、冬瓜、雪梨、西瓜等，以免损伤脾胃，进一步加重脾胃虚弱，加剧消化不良和吸收差的情况。以稀、软、少渣、少油腻为原则，最好能够做到少量多餐。

生活要有规律，要注意饮食有节，细嚼慢咽，少量多餐，不要暴饮暴食。

平时多选择容易消化又富有营养的食物，比如豆制品、鱼类，少吃油腻、煎炸食物，以及纤维素含量过多的食物。

除此之外，外界气候的变化也需要格外注意，适时地加减衣物，尤其要注意腹部保暖，保证睡眠时间，提高睡眠质量，坚持体育锻炼。

吃一些清热解毒的食物

食材	作用
茯苓、芡实	健脾祛湿
莲子、山药	清热降火，补益脾胃
绿豆、甘蔗	去胃火，润燥利湿

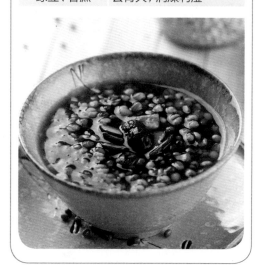

按压足三里穴帮助调理脾胃

⊙ 位置：足三里位于外膝眼下四横指处，胫骨边缘的位置。

⊙ 方法：按压穴位时，应当一边缓缓吐气，一边强压 6 秒钟，这样反复数次。

⊙ 一年四季都可以进行。

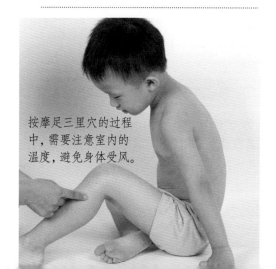

按摩足三里穴的过程中，需要注意室内的温度，避免身体受风。

湿疹：脾胃湿热

湿疹是多种因素所引起的变态反应性皮肤炎症，皮损特点往往是对称分布，局部可能有红斑、丘疹、糜烂、渗液等，会留下色素沉着、色素减退，还特别痒。

湿疹分为渗出型和干燥型

渗出型

多见于体形肥胖的孩子，起初皮疹发生在两侧面颊，出现界限不清的红斑，红斑上能够见到密集针尖大小的丘疹、丘疱疹、水疱和渗液。

渗液干燥后形成黄色且厚薄不一的痂皮，患者常因瘙痒而剧烈抓挠。摩擦患处导致部分痂皮剥脱，显露出比较多渗液的鲜红色糜烂面，症状较重的患者皮疹可能会波及整个面部，乃至头皮。

干燥型

多见于体形瘦弱的孩子。皮疹常表现为淡红色或者暗红色的斑片，可见密集的小丘疹，没有水疱，皮肤干燥没有明显渗出，皮肤表面覆有灰白色糠状鳞屑。

常累及面部、躯干部位和四肢。慢性湿疹患者的皮疹表现可呈轻度浸润、肥厚、皲裂或是血痂。

多吃清热利湿的食物

脾胃湿热可能会引起湿疹，即湿热侵袭皮肤会出现湿疹、皮肤瘙痒等症状，此时需要做的是清除湿热。

清热就是清除体内的热，利湿就是把体内的湿邪疏导出去。清热利湿，防止湿热伤及脾胃，改善腹胀、腹泻、胸闷等不适症状，可多食苦瓜、冬瓜、丝瓜、芹菜、荠菜、芥蓝、竹笋等能够清热利湿的食物。夏天的时候食用这些食材，还能防止湿热伤身。

日常护理

● 洗护护理：小孩患湿疹后需常常洗澡，且保证水温保持在36℃左右。过高水温会使皮肤变得更加干燥，且让病情加重。洗澡时间也不宜过长，每次洗澡时间不超过20分钟。

● 皮肤护理：建议给孩子每次沐浴完后，趁皮肤未完全干时，用孩子专用的润肤霜或保湿膏擦拭全身。进而避免皮肤水分流失，导致湿疹症状加重，瘙痒感加剧。

● 衣物护理：在孩子贴身衣物选购上，尽量选择纯棉、柔软、宽松的衣物，防止皮肤和衣物过度摩擦，也对病情恢复有好处。

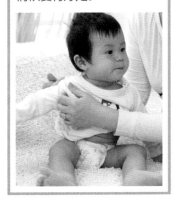

荨麻疹：脾虚，气血亏损

荨麻疹又被称为风疹块，发病时，孩子皮肤上会出现许多形状不同、大小各异、红色、隆起、中间呈白色，像一片一片橘皮样的疹子，而且患病部位非常痒，总是要去抓。

荨麻疹和脾胃的关系

荨麻疹是日常生活中一种比较常见的皮肤疾病，脾胃虚弱会导致气血不足，从而引起机体的消化吸收功能减退。中医上认为脾主肌肉，脾主运化，当气血生化不足时，水湿停滞，可导致体内湿热，湿气过盛会诱发荨麻疹。患者一般会出现腹胀、肢体倦怠、神疲乏力、少气懒言、舌苔淡白以及腹泻等症状，同时皮肤出现丘疹、红斑、渗液、严重时还会出现皮肤溃烂、疼痛等不适，疾病恢复期会出现结痂、脱屑等症状。

脾虚引起的荨麻疹患者，可以多吃薏米、赤小豆、冬瓜等，这些食物具有利水消肿、健脾祛湿的作用，可促进疾病恢复。如果症状比较严重，可以寻求专业医生的帮助，以便恢复健康。

荨麻疹分为急性和慢性

急性荨麻疹

急性荨麻疹发病急、快、特征明显，皮肤突然发痒，皮损突然发生，为局限性大小不等的鲜红色风团，呈圆形、椭圆形或不规则形状。皮损大多持续半小时至数小时自然消退，有剧烈瘙痒、灼热感。部位不定，全身各处都可能发生。

急性荨麻疹大多数和吃海鲜或致敏性蛋白饮食有关，同时伴有情绪激动。致敏性蛋白质食物会通过肠黏膜吸收入血，从而导致疾病。

慢性荨麻疹

慢性荨麻疹指的是持续6周以上的荨麻疹，常反复发作，病程可持续数月或者数年。慢性荨麻疹需要注意皮肤的清洁卫生并保持心情愉快。

起疹子的日常生活管理

- 被褥及衣服最好选择纯棉材质的，以减少对皮肤的刺激。
- 注意皮肤卫生，每日更换的贴身衣物使用开水烫洗消毒。
- 避免熬夜，注意饮食规律。
- 保持精神放松，适当锻炼身体，提高身体免疫力。
- 多吃新鲜的蔬菜和水果，避免吃生冷食物，少吃腌制后的食物，注意少吃多餐。

新鲜蔬菜水果对减轻荨麻疹症状有好处。

食欲不振、食后腹胀：脾胃不和

人到老年，比年轻的时候吃得少，这是很正常的现象，但有些老年人吃一点就感觉饱了，多吃一点就觉得不舒服，有时还觉得上腹疼痛、烧心，这就需要多加注意了。

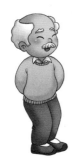

食欲不振、食后腹胀是脾胃不和导致的。脾胃不和指的是气机阻滞、脾胃失健，表现为脘腹痞胀，或胃脘嘈杂，食少纳呆，或食后腹胀，嗳气肠鸣，大便不调，脉弦等症候。中医上讲脾不和，则食不化；胃不和，则不思食，脾胃不和则不思而且不化。两者不和，吃进的食物就不能被身体所吸收，进而出现营养不良，影响健康。治疗以调和脾胃为原则。

食欲减退、食后腹胀的原因

老年人年岁大了，消化功能变弱，也不怎么出门了，运动变少，不爱吃饭在所难免。其实不用过于担心，找到不想吃饭的原因，对症调养就可以了。

消化功能降低

老年人胃肠道蠕动速度逐渐减慢，脾胃功能降低，胃动力不足。此外，随着日常活动的减少，进食后很容易出现腹胀。

饮食不当

老年人吃一些淀粉含量高的食物，比如红薯、土豆等难以消化，容易产生气体，胃肠蠕动变慢，大量气体积聚在体内，容易引起腹胀。

改变饮食结构

老年人年岁大了之后，消化系统的功能在减退，可以吃一些比较容易消化的食物。如果老年人没有糖尿病等基础病，可以吃一些山药薏米粥、小米南瓜粥等；尽量少吃生冷或刺激性的食物，比如冷饮、绿豆汤、梨、西瓜等。

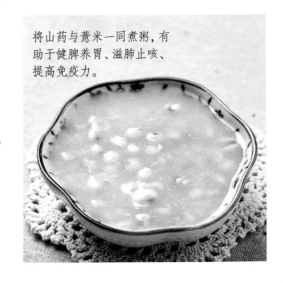

将山药与薏米一同煮粥，有助于健脾养胃、滋肺止咳、提高免疫力。

调整生活习惯

　　生活习惯对老年人脾胃也有很大的影响。要改变过去不良的饮食、生活习惯，比如，饭后就躺着，吃饭狼吞虎咽等。脾胃得到休息和调养，胃口自然会变得更好一些。

细嚼慢咽

　　老年人的牙齿退化，咀嚼能力降低，应避免狼吞虎咽。细嚼慢咽有助于消化，同时还能够防止食管损伤，促进胃排空。

规律进食

　　每天一定要定时、定点、定量吃饭，避免过饥或过饱，这样能够促进胃液分泌，同时能够减轻胃肠负担，降低胃炎、胃溃疡发生的概率。

　　每顿吃八分饱即可，尤其是晚餐可以少吃一些。此外，可以吃一些利于脾胃健康、易消化的食物，比如杂粮馒头、玉米南瓜山药粥等。

避免带情绪吃饭

　　吃饭前和吃饭时避免情绪焦虑，因为不良情绪会影响消化，容易导致腹胀，要注意不要饮酒，也不要过于忧思。

饭后走一走

　　吃完饭后可以多走走路，有助于消化，增加胃肠蠕动。也可以多揉一揉肚子促进胃肠蠕动。

适合食欲不佳时吃的中成药

名称	构成
健胃消食片	主要由太子参、山药、陈皮等构成
大山楂丸	主要由山楂、炒麦芽等构成
沉香化滞丸	主要由陈皮、枳实等构成
保和丸	主要由山楂、萝卜籽等构成

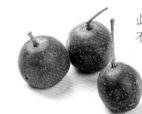

山楂是酸性食物，不宜空腹食用。

注意：应在医生的指导下服用中成药，不宜私自用药。

缓解腹胀小妙招

⊙ 当感觉腹胀不消失时，可以进行腹部热敷，可促进腹部血液循环，有效缓解症状。

⊙ 可以适当进行腹部按摩、推拿，促进肠道蠕动。

⊙ 可以适当进行体育锻炼，比如散步、跳广场舞、慢跑等。

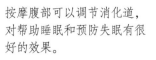

按摩腹部可以调节消化道，对帮助睡眠和预防失眠有很好的效果。

反酸、烧心：胃气上逆

平时吃点肉、喝点酒，就感觉嘴里酸、烧心，真难受。有时候还会感觉口苦、忍不住想要咳嗽，这是怎么回事呢？

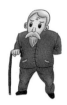

反酸也被称为吐酸、吞酸，指的是反吐酸水的症状。反酸、烧心与脾胃虚弱、胃气上逆，饮食不健康等有关。人出现反酸、烧心的症状时，同时还会有口苦、声音嘶哑、咳嗽的症状。

反酸、烧心的原因

胃气上逆、脾胃虚弱

因脾胃虚弱、胃气上逆，老年患者在烧心、反酸的同时，常伴有消化不良、食少、餐后胃胀、嗳气等症状。

饮食不健康

喜欢吃刺激性食物，而且长期饮酒，会对胃部造成强烈的刺激，可直接损伤胃黏膜，导致胃炎、糜烂或溃疡发生，从而引起胃酸增多，导致烧心、反酸。

其他原因

体型偏胖、长期便秘、季节交替、药物刺激、精神压力大等，都会引起不同程度的烧心和反酸症状。

少量多餐

老人每天的时间比较充裕，可选择少量多餐的饮食方式，这样可以有效缓解胃部的压力，让胃得到休息。

可以吃些苏打饼干缓解

苏打饼干可以起到中和胃酸的功效，在饥饿时及时吃上一块，可防止因饥饿引起胃酸过多，避免腐蚀胃黏膜。苏打饼干中含有碳酸氢钠，其可以和人体内过多的胃酸中和，从而缓解胃酸分泌过多而引起的烧心。每次吃一两块即可，不宜多吃。

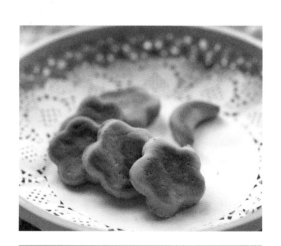

如何缓解症状小贴士

- 第一，避免焦虑的情绪。
- 第二，戒掉抽烟。
- 第三，戒掉喝酒。

胃下垂：胃气与脾气亏虚

老人长得比较瘦高，腹部连续感觉到疼，比较胀，有压迫感，感觉上腹部特别不舒服，甚至最近都开始失眠，感觉特别疲惫，严重地影响着生活质量。

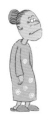

脾气和胃气亏虚时，胃腑就会下垂。加上很多人在饮食上长期不节制，总是暴饮暴食，喜食膏粱厚味，造成脾胃湿热，使得脾胃之气受到了损伤。另外，劳倦过度、久病的人都容易导致脾胃的气亏虚，进而导致胃下垂。

胃下垂的分型

胃下垂主要分为以下五种类型。

胃下垂分型	症状表现
脾虚气陷型	①脘腹坠胀，食后、站立或劳累后加重；②不思饮食，面色萎黄，精神倦怠；③舌淡有齿痕，苔薄白，脉细或濡
肝胃不和型	①胃脘痞胀，甚者则胀及胸胁；②嗳气频频，食后尤甚；③舌苔薄白，脉细弦
胃络瘀阻型	①脘腹坠胀且疼痛，固定不移；②形体消瘦，面色晦暗，食后或入夜痛甚，呕血或黑便；③舌质紫暗或有瘀斑，苔薄，脉涩
脾虚饮停型	①脘腹胀满不舒，胃内振水声或水在肠间漉漉有声，呕吐清水痰涎，或伴头晕目眩，心悸气短；②舌质淡胖有齿痕，苔白滑，脉弦滑或弦细
胃阴不足型	①脘痞满，隐隐作坠疼痛，饥不欲食；②口燥咽干，烦渴喜饮，纳呆消瘦，大便干结；③舌质红或有裂纹，少津少苔，脉细数

降低患胃下垂小贴士

⊙ 第一，不可一次性吃得过多，避免暴饮暴食，不要吃不好消化的食物，比如肉类、油炸类的食物。

⊙ 第二，适当参加一些运动，比如早晨去散步、跳广场舞等，提高自己的免疫力，但是饭后一定不能剧烈运动。

⊙ 第三，要有规律、充足地休息，切记不要熬夜。

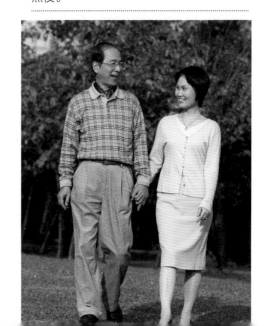

子宫肌瘤：肝郁脾虚

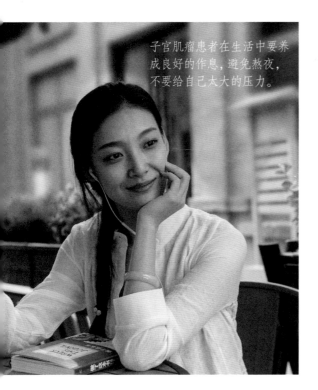

子宫肌瘤患者在生活中要养成良好的作息，避免熬夜，不要给自己太大的压力。

最近两年，某女士月经量明显增多，和之前相比增多了一倍。同时，最近 3 个月，她的阴道淋漓出血伴下腹隐痛，做了妇科检查，阴道畅通，分泌物不多，没有充血及溃疡，但子宫跟怀孕 9 周一样大，还能触及到硬块，没有压痛感，检查结果表明她可能患有子宫肌瘤。子宫肌瘤是女性生殖器官中很常见的一种良性肿瘤，是人体最常见的肿瘤之一，也称为纤维肌瘤、子宫纤维瘤。多发于 35~50 岁，35 岁以上的女性中，患子宫肌瘤的概率比较大，但是恶化概率小，因此部分肌瘤不需要做手术，只需定期追踪检查。

患子宫肌瘤的病因

主要病因包括：高脂肪饮食、体重超重，长期服用激素类药品，以及使用一些含有雌激素的化妆品等。对于一些年轻女性，本身雌激素水平就比较高，如果再摄入雌激素，就像给子宫肌瘤"施肥"，使肌瘤不断增大。

从中医角度如何调养

中医认为导致子宫肌瘤的原因是正气不足、气滞血淤、肝郁脾虚，可以从扶助正气、活血化瘀、疏肝健脾着手来进行调理。中医治疗子宫肌瘤能够改善增生的子宫内膜的血液循环，使肌层的单纯性肥大逐渐消失，增生的结缔组织变软，从而起到调经、止血、止痛、恢复卵巢功能的治疗作用，能够有效地控制子宫肌瘤瘤体生长，使瘤体逐渐缩小。与此同时，还要用乐观平和的心态面对生活，避免情绪起伏过大及紧张压抑的情绪。

子宫肌瘤患者吃什么

子宫肌瘤的形成和长期大量雌激素的刺激有关，而高脂肪食物促进了某些激素的生成和释放，因此培养良好的饮食习惯，对子宫肌瘤有一定的预防及抑制作用。患有子宫肌瘤不能吃刺激性食物及饮料，热性、凝血性和含激素成分的食物也不宜吃，比如炸鸡、炸薯条、黄豆、动物内脏等。可以吃一些有补脾、健脾、利水作用的食物，比如玉米、鲫鱼等。

鲫鱼豆腐汤

材料：鲫鱼 1 条，豆腐 100 克，葱段、生姜、料酒、盐、花椒粉各适量。

做法：①豆腐、生姜洗净，切片。②油锅烧热，煸炒葱段、姜片，加料酒、花椒粉，加清水，放处理干净的鲫鱼，大火煮沸后，转小火煲 20 分钟，放入豆腐，小火炖 15 分钟，加盐调味即可。

子宫肌瘤的类型	
子宫肌瘤分型	症状表现
肝郁脾虚	①月经正常或推迟、量多如崩；②小腹有下坠感；③大便溏泻；④经后带下量多清稀
气滞血淤	①轻者月经正常、重者经行血崩或漏下不止；②乳房胀痛；③小腹胀或隐痛；④肛门有下坠感

适度运动

● 经常进行舒缓的运动，瑜伽、散步等，能够提高患者的身体素质。

● 在运动时，应注意动作要轻缓，不要太过剧烈。刚开始时可适当缩短时间，到后面再逐渐延长时间，练习到身体发热，但还没有出汗，或者只出了一点汗为宜。

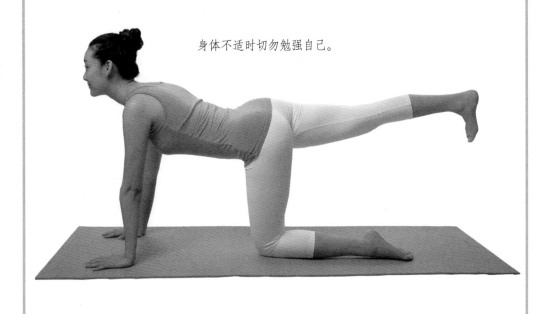

身体不适时切勿勉强自己。

宫颈炎：脾虚和肾虚

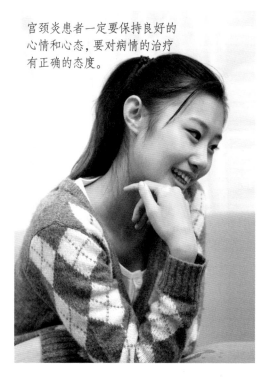

宫颈炎患者一定要保持良好的心情和心态，要对病情的治疗有正确的态度。

最近某女士阴道分泌物增多，多为脓性黏液，黄色，有异味，伴有外阴瘙痒、灼热感，下腹部疼痛，尿急、尿频，并且伴性交后出血，她大概率患有宫颈炎。宫颈炎是妇科常见疾病之一，多见于育龄女性，是宫颈受损伤和病原体侵袭导致的，包括子宫颈阴道炎症及子宫颈管黏膜炎症。宫颈是阻止下生殖道病原体进入上生殖道的重要防线，但宫颈单层柱状上皮本身抗病能力较差，如果受到性交、分娩、流产、手术等机械性刺激而受损，就更易发生感染。

中医怎么看宫颈炎

中医认为，导致宫颈炎的主要原因是脾虚和肾虚。脾虚会导致湿热易生，容易下注到任脉和冲脉，损及宫颈。肾虚会导致身体的免疫力下降，也会诱发宫颈炎。

脾肾亏虚型

带下量多清稀，绵绵不断，食少神疲，腰膝酸软，面色无华，或大便稀溏。舌淡苔白或腻。

湿热下注型

带下量多，色黄白，或为脓性，或带血丝。性交痛或性交后阴道出血。腰酸坠胀，腹胀下坠，或有小便频繁且疼痛、阴痒，口苦咽干。舌红苔黄腻。

一般情况下，西医主要用抗生素药物治疗宫颈炎。通过服用或注射抗生素进行治疗。对有性传播疾病高危因素的患者，在未获得病原体检测结果前，采用针对衣原体的经验性抗生素治疗。中医则是针对不同的病因对患者进行治疗，根据前面提到的中医分型，我们一般用中医辅助西医的方法进行治疗。

宫颈炎吃什么

宫颈炎患者应当多吃一些蔬菜和水果，以及保持饮食的清淡，不能吃辛辣刺激的食物，不然会导致病情加重。

对于中医中不同的发病原因，应用相应的药膳、饮食进行调理。

脾肾亏虚型的患者适合吃扁豆、山药和杜仲。

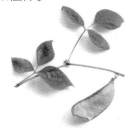

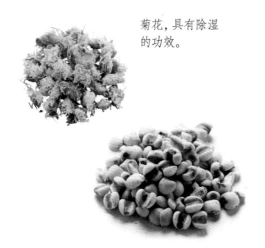

山药有助于脾胃消化吸收。

湿热下注型的患者适合吃菊花、茯苓、薏米。

菊花，具有除湿的功效。

急性和慢性宫颈炎

类型	症状表现
急性宫颈炎	宫颈红肿；颈管黏膜水肿，常伴急性阴道炎或急性子宫内膜炎
慢性宫颈炎	宫颈肥大、宫颈息肉、宫颈腺囊肿或宫颈外翻

宫颈炎忌吃什么

⊙ 第一，宫颈炎患者忌食辛辣、油炸、温热性食物。

⊙ 第二，忌吃海鲜等发物。

⊙ 第三，忌甜腻厚味食物。

⊙ 第四，忌饮酒。

橘皮菊花粥

材料：橘皮、菊花各 10 克，大米 60 克，白糖适量。

做法：①橘皮洗净，切碎；大米洗净，浸泡 30 分钟。②锅中放入大米，加水，大火煮沸，转小火煮至米烂，放入橘皮、菊花，小火煮 15 分钟，调入白糖即可。

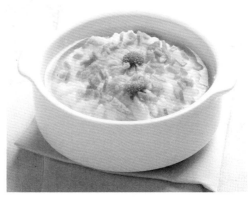

闭经：脾胃虚弱

一位女性想要孩子，但一直没有怀上。她此前近 3 年月经失调，最初平均周期为 2~3 个月，后经量逐渐减少，现已近 8 个月没有来月经。既往月经正常，近 3 年出现月经失调乃至闭经，属于继发性闭经范畴。

闭经是妇科疾病的常见症状，如果超过 18 岁还没有来月经，或者女性有过正常月经，但已经停经 3 个月以上，被称为闭经。前者叫原发性闭经，后者叫继发性闭经。一些少女初潮距离第二次月经间隔几个月，或者一两年内都月经失调，两次月经间隔时间比较长，都不能算闭经。这是因为她们的生殖器官还没有发育成熟，卵巢的功能还不完善，属于正常的生理现象。

中医怎么看闭经

中医将闭经称为经闭，常见证型有以下两种。

痰浊内阻型

该型闭经多由患者无节制食用油腻的食物，导致痰浊内生，或过食生冷，伤及脾胃而引起，脾胃虚弱则气血生化无源，因此出现闭经。

痰浊内阻型的闭经患者可伴有形体肥胖、面色浮黄、胸闷脘胀、乏味食少、嗜睡多寐、头晕头痛、带下量多而白滑、舌苔白腻、脉滑而沉等症状。

脾胃虚弱型

该型闭经多因患者饮食失节、饥饱失常、劳倦过度、忧思不解或误服药性猛烈的药，导致脾胃虚弱而引起。

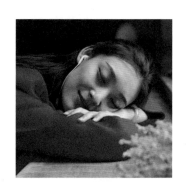

脾胃虚弱型的闭经患者可伴有面色淡黄、倦怠乏力、口淡无味、不思饮食、食后腹胀、大便溏泻、面浮肢肿、小腹坠胀、白带量多、舌质淡、苔薄白、脉缓而弱等症状。

导致闭经的原因有哪些

● 第一，先天不足，体弱多病，或多产房劳，肾气不足，精亏血少。

● 第二，大病、久病、产后失血，或者脾虚生化不足，冲任血少。

● 第三，情态失调，精神过度紧张或受刺激。

● 第四，肥胖之人，多痰多湿，痰湿阻滞冲任。

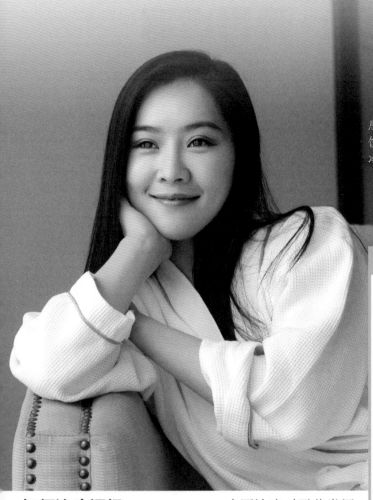

患者要注意保持心情开朗，饮食规律，不宜进食太多生冷油腻类食物。

如何治疗闭经

中医治疗方法主要是从闭经病因辨证施治，可以从根本上调补脾胃，这样才能够使病情彻底痊愈，月经恢复正常。子宫机能恢复正常，睡眠质量也会有很大的提升，从而消除阵热潮热、烘热汗出症状。

中医治疗对于此类闭经是有效的，但是闭经的原因还有很多，也很复杂，因此，一旦出现闭经应该尽快去医院查找病因，针对具体情况进行治疗。

切记不可因为害怕而盲目自行服药，以免影响后续的治疗。

闭经怎么做

● 适当控制饮食，多吃蔬菜、水果和富含动物蛋白质、钙、铁的食物，对含有较多胆固醇的动物内脏要少吃。

● 除此之外，经常锻炼身体、减少被动与主动吸烟，增强体质，提升免疫力。

● 也可以选用以下食疗方辅助治疗闭经。

川芎白芷瘦肉汤

材料： 川芎3克，白芷3克，猪瘦肉150克，姜片、盐各适量。

做法： ①川芎、白芷洗净，沥干，备用；猪瘦肉洗净，切片。②猪瘦肉冷水下锅余血水后入炖盅，再加入姜片、川芎、白芷，注入开水，盖好盖子；炖2.5~3小时，食用前加盐调味即可。

肠鸣：脾胃虚寒

肚子总是咕咕响，就好像水流声一样，让人十分尴尬。天气比较热时，
吃点西瓜、雪糕等凉的食物就拉肚子，同时还腹痛、吃得少。

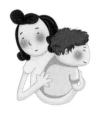

肠鸣音指的是腹中胃肠蠕动漉漉作响的体征。正常情况下，肠
鸣声是低弱、和缓、听不见的。只有当脾胃气机运行不畅，
气机紊乱时，肠鸣音才会变得高亢而频急。

肠鸣的原因

了解导致肠鸣的原因之后才能够进行针对性的处理，有效地缓解肠鸣这一症状。

脾胃虚寒

脾胃虚寒指的是胃阳气不足、阳气温煦能力减弱。脾胃虚寒多与饮食习惯、先天体质有关。脾胃虚寒会导致患者出现寒和虚的症状，比如腹痛、腹胀、胃疼、食欲不振等。传统中医学认为脾胃虚寒会导致水寒之气内盛、水湿不化流入肠道后出现肠鸣。

脾肾阳虚

阳虚指的是脾肾阳气亏虚，其多是由饮食失调、劳累过度、外感水湿寒邪引起的，当出现脾肾阳虚后会导致消化机能失调、水液代谢紊乱和温煦脏腑机体失常，因此，导致肠鸣的出现，同时还伴有久泻久痢、腰腹冷痛等症状。

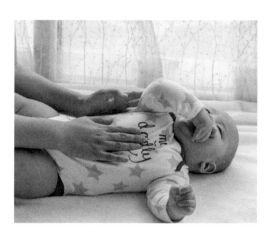

寒邪犯胃

寒邪犯胃指的是寒邪侵袭胃部，导致胃失和降的现象。寒邪犯胃时会出现胃脘冷痛、呕吐、恶心等症状，还会伴有乏力、舌苔白等症状。寒邪犯胃后，胃部消化功能会减弱，导致胃内食物滞留，大量的食物与水分发酵，引起肠鸣的症状。

如何改善肠鸣症状

吃饭少言：一边吃饭一边说话，容易导致吞入的空气过多，造成胃肠道气体增加，从而导致频繁肠鸣。吃饭时应当细嚼

慢咽、少说话，还要避免吸烟、经常嚼口香糖，并且要少喝碳酸饮料等饮品，以免吸入大量的空气。

少吃产气的食物：消化不好的人应少吃容易产气的食物，比如大蒜、豆制品、高纤维食物、洋葱、碳酸饮料等饮品，避免食物在消化过程中产气过多，增加肠鸣次数。

给胃部保暖：腹部受凉，容易导致胃肠功能紊乱，出现肚子疼、腹胀、肠鸣等不适症状。建议四季都要注意腹部的保暖。

通过按摩穴位缓解肠鸣症状

位置名称	位置
中脘	将拇指放在上腹部前正中线上，肚脐上4寸，用指腹用力点按，并且一定要均匀地使用力气，并保证一定的力量。如果感到腹下有肠蠕动感或听到肠鸣音，说明正在起作用
肚脐	将手掌放在肚脐中央，顺时针按揉36次，再逆时针按揉36次，动作要柔和，以肝脏为中心慢慢扩大到整个腹部，结束时仍然返回肚脐的部位

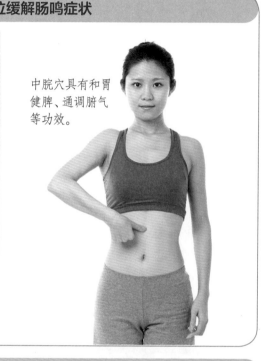

中脘穴具有和胃健脾、通调腑气等功效。

如何缓解肠鸣症状

- ⊙ 第一，在日常生活中要多运动，促进脾胃运化功能。

- ⊙ 第二，注意饮食清淡，吃些易消化的食物，比如小米粥、面条等。

- ⊙ 第三，适当增加新鲜蔬菜、水果的量，用五谷杂粮替代精米精面。

- ⊙ 第四，尽可能减少高脂肪、高热量、烟熏食物的摄入。

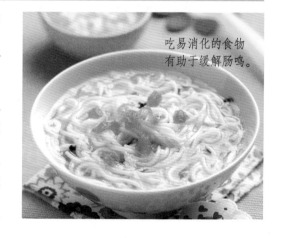

吃易消化的食物有助于缓解肠鸣。

虚胖：脾虚湿重

吃得也不多，可是看起来有点胖，肉也松松的，还特别容易疲惫，干什么都没精神，甚至都懒得出门，整个人都很没精气神。头皮还爱出油，头发和头皮容易油腻瘙痒、脱发。

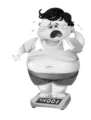

常有胖人抱怨说"喝凉水都长肉"，这话可一点都不夸张。脾主运化，肺主通调水道，日常的营养吸收，需要脾与肺来参与。如果脾运化无力，不足以吸收、运化水液，肺又无法通调水道，那些多余的水液没被吸收，又排不出来，于是就聚集在那儿，不断地熬炼，最终形成了黏稠的"痰"，即令人困扰的赘肉、脂肪。

脾胃湿重导致虚胖

水是生命之源，是维持人体生存与健康的根本保证。古人喜欢将人的口水赞誉为"玉液琼浆"，称其能补养肾精、延年益寿。由此可见水液对人体的健康有多么重要。

中医将人体中除血液之外，一切正常的水液统称为津液。津液主要来源于饮食水谷，随后经脾的运化、升散，肺的通调，肾的气化，肝的疏泄，上、中、下三焦的雾、沤、渎，运行于全身，并发挥其滋润器官、濡养全身、化生血液、充盈血脉、调节阴阳、维持平衡、参与代谢、排出废物等生理功能，最终排至体外。

其中，由于脾处在中焦枢纽，主吸收、主运化、主上升，上通下达，布散全身，起着推动和调节的作用，对于水液的代谢尤为重要。但正如古人所云："水能载舟，亦能覆舟。"因此，如果脾失运化、脾阳不振、脾气不升，就会水液泛滥，积水成饮、聚水为痰、水湿停滞，引发诸多疾病。

因为湿气停聚在脂肪里，让肉变得肿泡泡的，所以使肌肉变得松软无力。因为湿气的重浊性，使得整个身体都觉得困重，动一动都觉得费劲。困重的不仅是肌肉，还有脏腑，这会导致很多问题，比如，大便溏稀、手脚肿胀、面色苍白、容易产生疲倦感，消耗身体的元气，让身体变得越来越虚弱。

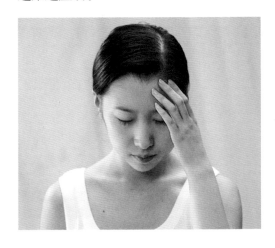

如何调理虚胖

虚胖的人体内湿气较重,通常建议从化湿、补养脾胃等方面进行调理,可通过食疗、生活调理与中医理疗的方式祛湿、健脾胃。

食疗

平时不要过度食用油炸、油腻的食物,比如肥肉、炸鸡等,饮食尽可能清淡,也可以适当吃一些具有补益脾肾、利水行气等作用的食物,比如苹果、青菜、香蕉、绿豆、冬瓜等,适量食用对身体有一定的好处。

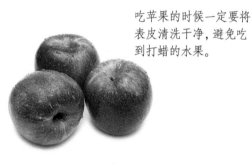

吃苹果的时候一定要将表皮清洗干净,避免吃到打蜡的水果。

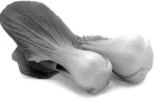

尽量吃新鲜的蔬菜,吃剩的蔬菜过夜后不建议吃。

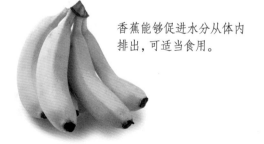

香蕉能够促进水分从体内排出,可适当食用。

生活调理

养成良好的作息习惯,适当多做一些运动,比如慢跑、普拉提、瑜伽、健身操等,并适当放松心情,保持情绪愉快,避免过度紧张,这些好的生活习惯对身体的调理也有一定的好处。

除此之外,还需要尽量选择清淡、易消化的食物,不吃高热量的食物,比如冰激凌、碳酸饮料及糖果等。同时控制盐分的摄入,因为盐分摄入过多,会导致水肿发生,加重虚胖症状。

中医调理

中医将此类疾病中的虚证称为脾虚生湿,所以体内大凡与水湿有关的病症,中医都会通过醒脾、健脾,尤其是振奋脾阳、补益脾气之法,祛水利湿。可通过艾灸、刮痧、推拿等中医理疗的方式疏通虚胖人群的穴位和经络,以达到减少虚胖人群体内湿气的目的。在降低湿气的同时可能会有助于体重降低,对虚胖的缓解有一定帮助。

身体有湿气的含义

⊙ 湿就是进入身体里的水分,如果身体脏腑,特别是脾的运化功能出了问题,就会导致体液过多,积聚在身体当中,就叫水湿、湿气。

⊙ 困于湿,首如裹,也就是湿邪缠身,就会头重如裹,身体感觉沉重、无力、爱犯懒,做什么事都没有力气。

长斑、黑眼圈：脾肾两虚

早上起来照镜子总感觉脸上的斑越来越多，黑眼圈也更重了，真是伤心，甚至变得越来越没有自信，都不愿意出门见朋友了。

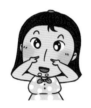

长斑、黑眼圈是由色素沉着导致的，可能是内分泌失调、劳累、营养不良等因素所致。脾、肾虚的人看着不精神，很疲惫，容易长斑、起痘痘、长黑眼圈，有的人甚至头发也缺乏营养，比较干枯毛糙。

长斑、黑眼圈的原因

脾虚导致营养物质无法满足需求，可能会加速衰老，甚至让黑色素堆积，导致长斑、有黑眼圈。

也有一些人自己明明没熬夜，却还是有黑眼圈，这是脾虚血淤导致的。人体的脾脏和眼袋部位相对应，一旦眼白出现浑浊并且有沉淀物，那么眼袋部位也会呈现出黑色，形成人们常说的黑眼圈。

肾主水，其色为黑，肾虚导致水湿代谢障碍，时间长了之后，气血运行不畅，目失所养，也会出现黑眼圈，多表现在下眼睑。

除此之外，长斑、黑眼圈还和衰老、皮肤功能降低、紫外线照射、遗传因素等有关系。

调养脾胃肾，从根本上解决问题

脾胃不好，导致身体的吸收不好，皮肤表面会缺乏维生素和微量元素，可能导致形成斑和黑眼圈。

合理的生活作息时间

长斑、黑眼圈的患者，在平时一定要有充足的睡眠时间，切忌过度熬夜，否则很难祛除斑和黑眼圈。

合理饮食

患者在平时也可以选择吃一些具有健脾胃、补肾作用的食物，比如桑葚、木耳、黑豆、黑芝麻、韭菜等。

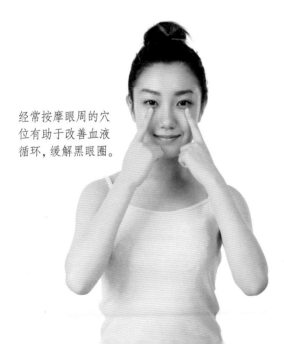

经常按摩眼周的穴位有助于改善血液循环，缓解黑眼圈。

中医调理

如果黑眼圈情况比较严重，可在医生的指导下合理使用一些健脾补肾的中药改善，比如六味地黄丸、健脾丸等。

脾虚会使体内湿气阻滞、排出困难，导致失眠、烦躁，睡眠不足，进而出现黑眼圈。此时，可以用热毛巾或热鸡蛋进行热敷，促进眼部血液循环，减轻眼下青黑。

当然，脾虚改善后，由其所引发的气血瘀阻、湿气过重等症状自然减轻，黑眼圈也会变淡。

长斑、黑眼圈就找足三里穴、肾俞穴

- 足三里穴是足阳明胃经的经气汇合之穴，是胃经经气的必经之处。它有推动脾胃、生化全身气血的功效，一直被历代医家视为保健要穴。中医认为，按摩足三里有调节机体免疫力、增强抗病能力、调理脾胃、补中益气、通经活络、疏风化湿、扶正祛邪的作用，可每天按揉此穴 3~5 分钟。

- 肾俞穴改善黑眼圈症状：肾俞穴能够补肾气，中医认为肾气的强弱会影响月经的状况。肾气足有助于维持月经的稳定、容貌的美丽。如果肾气不足（典型症状为月经不调、眼睑水肿、黑眼圈加重、面色苍白等）就需要补，可以选择用拇指每天按揉肾俞穴 200 次。

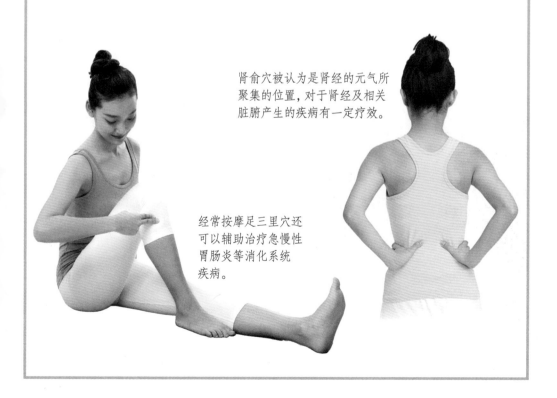

肾俞穴被认为是肾经的元气所聚集的位置，对于肾经及相关脏腑产生的疾病有一定疗效。

经常按摩足三里穴还可以辅助治疗急慢性胃肠炎等消化系统疾病。

脸色蜡黄：气血不足

最近经常熬夜，吃饭也不能按时吃，脸色特别不好，蜡黄没有血色，还经常感觉腹胀、腹泻，做事也没精神。

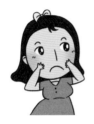

面色是气血的"晴雨表"，面色苍白、气色差说明肾气不足、脾胃不和，其会抑制或减缓人体新陈代谢过程，使精血津液转化的能量减少，造成血虚。有些人的面色还会呈现出萎黄，这说明肝气不足。肝主血，肝气不足会导致肝脏贮藏血液、调节血量的作用下降，出现血虚症状。

气血不足脸色黄

中医认为，十二经脉，三百六十五络，其血气皆上注于面。面部肌肤的荣润枯皱与全身气血津液盛衰密切相关。气血生成旺盛，津液充沛，津血正常上于面，则面部肌肤润泽柔软；反之，气血虚弱，经脉虚竭，血不足而气又推动无力，以致

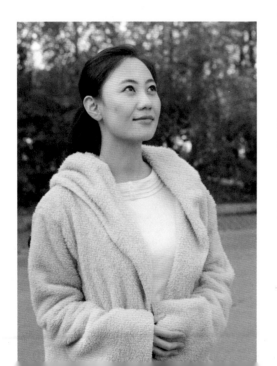

津血无法荣于面部，则颜面枯槁而起皱纹。整个过程中，又与胃经和大肠经的气血虚衰最相关，因为脸上最主要的经络就是胃经和大肠经。

女性到 30 岁以后，脸上会渐渐出现皱纹，发黄，这是一个正常的气血衰退过程。尽管如此，通过自身的保养还是能够延缓皱纹、脸色黄产生的时间的。

改善血虚体质，关键是调理脾胃

现如今，人以瘦为美，于是减肥成为了一种时尚。为了让自己更"美"，越来越多的女性选择节食来减肥，每顿饭只吃一点蔬菜，几乎不吃肉类和主食。最后，虽然是苗条了，可是各种病也跟着一起来了。其中血虚就是这些女性容易患的病症之一。

为什么血虚喜欢纠缠这些爱美并节食的女性呢？这要从血虚的根源上找原因。不考虑失血过多等因素，人体血虚的根源在于脾胃运化功能不足。为什么说血虚的根源在于脾胃不足呢？因为生成血液的基本物质，主要来源于由脾胃所化生的水谷精微。

《黄帝内经》中说："中焦受气取汁，变化而赤，是谓血。"《证治准绳》也说："脾胃者，气血之父也。"如果一个人的脾胃功能强健，就可将摄入的水谷精微转化为气血；如果一个人饮食不节或肝胆之病侵犯脾胃，导致脾胃功能退化，使其生化精微的功能下降，时间一长人体就会出现血虚。这也就不难理解，为什么节食减肥的女性容易出现血虚症状。由此可见，要想气血足，关键是要脾胃健康。

补气血的关键是要健脾和胃，增强其消化和吸收营养物质的能力。一般情况下，脾胃能共同完成对营养物质的消化吸收，做好气血精微的输布，气血充盈了，全身就可以得到滋养，人就会获得健康。如果脾胃虚弱，会导致完谷不化，人体的气血就会亏虚，从而出现营养不良、面色萎黄、神疲倦怠、形体偏胖或偏瘦、容易感冒等问题。

气血不足的女性，可以通过艾灸足三里穴、气海穴、神阙穴等来调和，能够有效改善由脉络阻滞所引起的面色萎黄。

饮食上如何注意

● 面色发黄，就应该重视补气血。气血足、子宫、卵巢正常，精神头儿也会比较好。饮食上可以多吃一些滋阴补血、益气的食物，比如大枣、山药、银耳、乌鸡等。

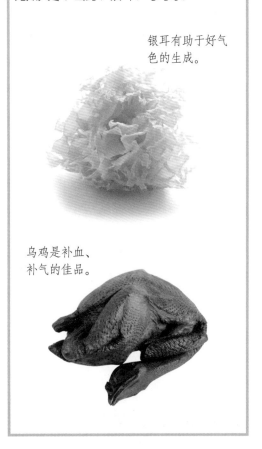

银耳有助于好气色的生成。

乌鸡是补血、补气的佳品。

保持良好的心情

⊙ 中医认为，"肝主情志"。如果肝出现异常，会影响人的情绪；相反，心情也会影响到肝。所以，保持良好的心情，对补益肝血有重要的意义。

⊙ 女性是阴柔之体，以肝为先天，所以，阴虚对女性的影响更大。面色蜡黄，与女性的阴血问题有关，或是阴血不足，或是阴血淤滞。

形寒肢冷：脾阳不振

形寒肢冷指的是害怕寒冷、四肢不温，尤其是女性表现得很明显。天气还不算冷时，就穿得比别人多了，但还是感觉冷，到了寒冬腊月，真是不想出门，感觉穿什么都不保暖。

脾阳不振又名脾阳虚，中阳不振，脾胃阳虚。多由脾气虚进一步发展而来，或由命门火衰脾失温煦所致。其病机特点为中焦阳气衰退，里寒现象比较突出。

脾阳不振的临床表现除一般脾失健运、食入运迟等变化外，尚有明显的形寒肢冷、脘腹冷痛、饮食喜热、泄泻清谷，或温化水湿机能减退，水湿停聚于内，或生痰成饮，或水泛肌肤为肿。脾阳虚跟饮食不节、感受寒邪、久病体虚等因素有关，由于脾阳不足、温煦不足、推动、兴奋作用减退，从而导致食欲不振、食后腹胀、大便溏稀、四肢不温、怕冷等症状出现。

形寒肢冷的其他原因

肾阳虚

可能是由劳伤过度、久病不愈、先天不足等引起的，由于阳气不足不能温煦全身脏腑，从而就会表现出怕冷、肢体不温、腰膝酸软、精神疲乏、小便清长等症状。

生理原因

如果环境温度比较低，自身穿的衣服比较单薄，可能就会引起怕冷、手脚冰凉等，可以通过适当地添加衣物，或者适当地运动进行改善，比如跑步、打羽毛球等。

脾阳虚的饮食调理

● 由于脾阳虚的患者形寒肢冷，因此，在饮食方面应当避免吃生冷、刺激或者寒凉的食物，可以吃一些干姜、小麦、韭菜、枸杞子等温热性食物，有一定的辅助性温补作用，比如补养气血、温暖脾胃等。

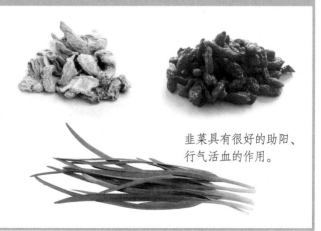

韭菜具有很好的助阳、行气活血的作用。

没胃口，容易累：脾气虚

脾气虚指的是脾气不足，失其健运。多因饮食不节，劳累过度，久病耗伤脾气所致。看见再好吃的东西都没有胃口，动不动就觉得特别累，什么都不想做，也没什么精神，只想躺着不动。

脾气健运，机体的消化吸收功能才能健全，才能为化生气、血、津液等提供足够的养料，才能使全身脏腑组织得到充分的营养，以维持正常的生理活动。若脾失健运，机体的消化吸收功能便因之而失常，就会出现腹胀、便溏、食欲缺乏，以致倦怠、消瘦和气血不足等病理变化。

饮食与口味反映脾的运化功能

人的饮食及口味与脾的运化功能直接相关，而且口唇的色泽是脾胃运化水谷精微的功能状态的反映。脾气强健，则饮食、口味正常，口唇色泽红润、有光泽。如果脾失健运，不仅会导致食欲缺乏，还会引发口味异常，比如口淡无味、口腻、口甜等；如果脾失健运，气血生化无源，则口唇色淡无华，甚至萎黄不泽。

这可能是身体过度劳累导致的，平时一定要注意休息，尽量不要熬夜。

在饮食方面尽量以清淡的食物为主，多吃新鲜的绿色蔬菜，且烹调时一定要少油、少盐、少糖。最好不要吃油腻、生冷、辛辣的食物。

补脾吃什么

食材	功效	选购
大枣	益气补血，补脾健胃，强身壮力	选择颗粒饱满、有较少裂纹的
菠菜	促进胃和胰腺分泌消化液，增食欲，助消化；丰富的膳食纤维还能够帮助肠道蠕动	选择植株健壮，整齐而不断；不抽薹，无烂叶
山药	健脾益气，养阴。适用于脾虚气弱，食少便溏或泄泻等症状	大小一样的山药，选较重的较好；同一品种，须毛较多的较好

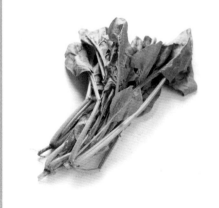

阳痿：心脾两虚

有些人总感觉心悸，失眠多梦，精神疲惫，身体乏力，还不想吃饭，脸色也不好，勃起有障碍，这是怎么回事呢？

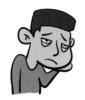

这是因为心脾虚损，气血生化无源，精气亏损所致，此时会出现脾虚乏力，脸色变得萎黄，舌头颜色淡，舌苔薄白，脉搏也很细，同时还会有食少、腹胀、便溏的症状。需要做的是补益心脾，健脾养心。

阳痿的原因

主要是办公室一族长期从事脑力劳动，思虑过度，久坐得不到锻炼，劳伤心脾，尤其是导致脾胃虚弱，身体吸收不好，再加上水液代谢的异常，肾精得不到滋养，宗筋气血运行不畅，进而影响勃起。

健脾养心，益气起痿

了解原因后最重要的就是健脾养心，益气起痿。

要想心脏好，先把脾养好，这是因为心主血，而脾生血，心主血脉的功能，需要脾脏源源不断地生化气血才能保证；反过来脾之所以能够生化气血，也离不开强大的心阳的温煦和推动，并且心属火，脾属土，心火能够生脾土，也就是说，心与脾属于"母子关系"，因此，心这位"母亲"就需要时刻照顾好脾这个"儿子"。一旦心阳不振，就会影响脾胃运化，不能益气生血，则心失血养。

此时，需要心脾同调，可以用有健脾利水功能的茯苓搭配健脾燥湿的白术，来解决脾虚、痰内积的问题，再用桂枝温阳化饮，最后用甘草调和药性，来健脾养心。

多运动，注意饮食

对于阳痿的患者，可以每天坚持锻炼身体，促进血液循环，提高机体的抵抗能力；多吃一些新鲜的蔬菜和水果，多吃一些补气血的食物，比如太子参、阿胶、大枣等。

太子参是药性比较平和的补气药。

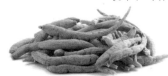

阳痿的病症分型	
病症分型	症状表现
心脾两虚	阳事不举、饮食欠佳、精神不振、夜寐不安、面色无华、少气自汗
命门火衰	阳痿势重、阴茎痿而不起、腰膝酸痛、眩晕、耳鸣、肢冷畏寒、小便清长、夜尿频作

早泄：心脾两虚

某一段时间很苦恼，老是睡眠不足，休息不好，还会心慌、胸闷、气短，吃完饭后肚子胀，打饱嗝，最烦恼的是早泄，才三十几岁，很不开心。

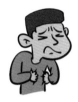

这是心脾两虚型早泄的典型症状，此外，还有稍微一活动就出很多汗、健忘、记忆力减退的症状。此时需要健脾养心、补肾固精。

健脾养心、补肾固精的食疗方

推荐食材

桂圆、大枣、莲子、党参、甘草、猪心、羊心等。

推荐食疗方

大枣粥

材料：大枣 10 个，大米 60 克，冰糖适量。

做法：①大枣洗净；大米洗净，浸泡 30 分钟。②大枣、大米放入锅中，加适量水。③大火煮沸，转小火煮至食材熟烂，加冰糖调味即可。

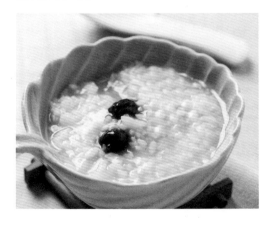

桂圆姜汁饮

材料：桂圆 10 克，大枣 5 个，蜂蜜、姜汁各适量。

做法：①桂圆、大枣洗净。②锅中放入桂圆、大枣，加水煮至七成熟，加蜂蜜、姜汁搅匀，煮熟即可。

早泄的病症分型	
病症分型	症状表现
心脾两虚	早泄、体倦神疲、心烦、失眠、心悸、盗汗、纳少、面色晦暗
肾气不固	早泄伴阴茎勃起不坚、性欲减退、头晕、疲乏无力、腰酸、嗜睡

早泄患者的饮食注意事项

⊙ 早泄患者慎用补涩，不宜苦寒生冷太过，以防患者经过治疗一直不见好转或伤及脾胃。

⊙ 不宜过量食用辛辣、肥甘厚味的食物，同时也要少抽烟喝酒。

脱发、白发：脾肾阳虚

头发都这么少了，每天早上起来，枕头上还是会有掉落的头发，而且三十几岁白头发就越来越多了。

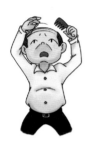

受到脱发、白发困扰的患者中，男性占大多数。中医认为，精血同源，男子脱发多与肾、脾脏有关。此外，还可能是精神压力过大所致，因此，平时应保持心情愉快，注意减轻压力。因脾肾阳虚导致的脱发、白发还会有四肢欠温、恶风、纳差、便溏、喜暖畏寒、腰膝无力的症状。

头发的功能

生理功能

头发能保护头皮，减少和避免外来的机械性（比如摔、碰、砸、打）和化学性（比如酸、碱等）损伤，缓冲对头部的伤害。

阻止或减轻紫外线对头皮和头皮内组织器官的损伤。

冬季保暖、夏季散热

头发能发挥调节体温的作用。冬天，气温低，头发就像帽子一样，能起到保温作用，防止头部受凉；夏天，头发也能避免头皮被阳光直射导致温度过高，而且，头发本身能帮助排汗，有助于散热。

修饰功能

一头浓密的头发给人健康和活力的良好印象，干练和清爽的一头浓发，显得神采飞扬。

头发与脏腑的关系

掉头发、头发白是脾肾阳虚、血虚导致的，中医认为，甘入脾，脾对应土，而肾对应水，土能克水，如果过食甘味的食物，就会损伤肾的功能，肾主毛发，肾气虚弱，导致头发脱落。肾主黑，肾精充足，头发就会乌黑有光泽；肾精不足，就会出现白发。因此，想要留住头发，守住发际线，头发不变白，就必须好好呵护自己的脾胃和肾。

头发与肾脏的关系

中医认为，"肾藏精，其华在发，肾气衰，发脱落，发早白"。头发和人的肾气密切相关，头发是肾的花朵，是肾的外观，因此，头发黑不黑和肾的好坏有密切的关系。如果人的肾气收敛能力强，头发滋润，则不易脱发、白发。

头发与脾脏的关系

中医认为，人体气血津液的生化，依赖于脾消化吸收的食物营养，因此，脾被称为"气血生化之源"。古代医学家讲"脾旺百病除"。由此可知，脾气健旺则气血旺盛，如果脾气虚弱，食欲就会降低，从而导致脾气虚、血少，血少则会导致头发得不到生长所需的营养，无法生长。

头发与肝脏的关系

一些人头顶脱发，这与肝血和脾胃有关。此类人在平时的生活中无端思虑过多，易焦虑，思则气结，人想得多了就会把气机结住，这叫作思伤脾，同时也会伤肝血，于是就导致了头顶掉发。

如何调理脱发、白发

头发是"血之余、肾之华"，与脾胃、肝、肾都密切相关。肝藏血，肝血充分，头发就能有充足的供血；脾主运化，负责把营养成分运输到全身，包括毛发；肾中精气是人体的根本，头发的生长、健康状态的维持都与肾密切相关。

人随着肝血肾气的衰少，头发慢慢变白，属于正常的生理现象，但有些年轻人短时间内出现脱发严重，白发大量出现，且伴有脾气不好，可能是因肝郁血热，可以用炒决明子、菊花、生地代茶饮；多吃清凉的饮食，比如柚子、梨、黄瓜等，少吃橘子、荔枝与牛羊肉等上火食物。

白发、脱发伴有睡眠不足、腰膝无力、耳鸣，则是肾气不足的信号，轻微的肾气不足，可以吃些黑芝麻、核桃、大枣等。

脱发、白发的类型

病症分型	症状表现
肝脾亏虚	倦怠乏力、胁胀少食、大便溏泻或秘结、心烦口苦
瘀血内阻	面色晦暗、口干咽燥、渴而少饮、胁腹隐痛、烦躁易怒、大便不畅
痰湿内阻	头晕目眩、腹胀呕恶、口淡不渴、食欲不振、大便不爽、体形较胖
脾肾阳虚	四肢欠温、恶风、纳差便溏、喜暖畏寒、腰膝无力
气血双虚	头晕目眩、心悸气短、耳鸣腰酸、倦怠乏力、纳差失眠、大便溏薄

养秀发不宜吃什么

⊙ 不宜多吃糖：糖类分解时所产生的高热能，会使汗腺、皮脂腺分泌旺盛，使皮下脂肪堆积，阻碍营养吸收。

⊙ 不宜吃得油腻：肥肉含动物性脂肪，会令皮下的脂肪增厚；皮脂腺分泌过盛，导致皮脂外溢，影响毛囊功能而使头发易脱落。此外，脂肪在代谢过程中，也会产生酸性物质，影响血液 pH，不利于头发生长。

⊙ 不宜抽烟喝酒：香烟会使头皮微血管的回圈功能受到影响。酒能酿湿生热，妨碍皮脂腺的正常分秘，令头发脱落。即使是喝啤酒及葡萄酒也要适量。脱发者更应避免喝酒。

⊙ 不宜辛辣：葱、蒜、辣椒、芥末等刺激性食物，使头发失去滋润而焦枯易落。尤其是对于肝肾阴亏，体质偏热的人士，会加速脱发。

慢性胃炎：胃亏虚

吃东西后上腹部总是感觉不舒服，还隐隐作痛，有时还会打饱嗝、恶心、反酸，这种情况已经持续很长时间了。

如果已经持续很长时间，很有可能是患了慢性胃炎。慢性胃炎是因各种原因导致的胃黏膜慢性炎症改变，是一种常见病和多发病，特点是男性发病率高于女性，而且发病率随着年龄增长呈上升趋势。一般来讲，年轻人中比较常见的慢性胃炎类型是慢性浅表性胃炎，指的是以浅表胃黏膜中淋巴单核细胞增多为特征的胃黏膜慢性炎症，在胃病中属于比较轻的疾病。

患慢性胃炎的原因

淤阻胃络

指的是因阳虚无力，血行不畅，涩而成淤而出现的病症。常见于胃痛。主要是因为情志不畅，气滞日久或久痛入络，淤停胃络。

肝胃气滞

指的是肝气郁结、胃失和降。主要由肝失疏泄、情志不畅引起。如果患者经常情绪不佳、爱生气、脾气暴躁、易发怒，就容易导致肝气郁结。

脾胃虚寒

指的是脾和胃的阳气虚衰，阴寒内生所表现的症状，主要由情志因素（长期情绪抑郁、焦虑）和饮食因素（长期饮食无节或有食用生冷的习惯）引起。

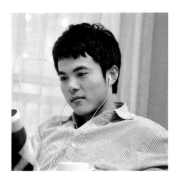

胃阴亏损

指的是人体胃阴液不足，其滋润、濡养等作用减弱，主要分布在胃脘。主要是由不健康的饮食习惯和喜、怒、忧、思、恐等情志过于兴奋或抑制，使脏器气机紊乱导致的。

慢性胃炎的类型

病症分型	症状表现
淤阻胃络	胃脘刺痛、痛有定处、拒按，便血、色黑
肝胃气滞	胃脘疼痛、连及胁肋，胀闷不适、食后尤甚
脾胃虚寒	胃痛隐隐、喜暖喜按、食后胀满、呕吐清涎、纳食减少、腹泻便溏
胃阴亏损	胃脘隐隐、似饥而不欲食、食后饱胀、干呕嗳气、便干
湿热互结	胃脘疼痛灼热、脘腹胀闷、泛恶、干呕、口苦口臭、尿黄、便溏或便秘

湿热互结

　　指的是湿邪和热邪一起侵犯人体。主要是由脾胃湿盛、经常熬夜、作息紊乱、长期精神压力大、爱吃生冷、海鲜等导致的。

慢性胃炎如何养

　　第一，养成定时进餐的好习惯，规律饮食，少食多餐，避免暴饮暴食。

　　第二，饮食有节制，宜吃清淡、温软食物，同时注意营养均衡。具体包括：食物多样化，注意补充新鲜蔬菜、水果；避免食用腌制、霉变、熏烤和油炸食物；避免食盐摄入过量，推荐成人每日小于 5 克；避免食用浓烈、辛辣的食物。

　　慢性胃炎患者应选用含粗纤维少、无刺激性、细软、容易消化的食物，不食用过甜、过咸、过酸、过冷、过烫、产气性强、脂肪含量高的食物。含渣滓和膳食纤维较多的芹菜、豆芽、韭黄、大蒜、藕、榨菜等，也不宜食用。

　　第三，不长期过量饮用浓茶和咖啡。

　　第四，宜用蒸、煮、炒、烩、炖、焖、烧的烹调方法，

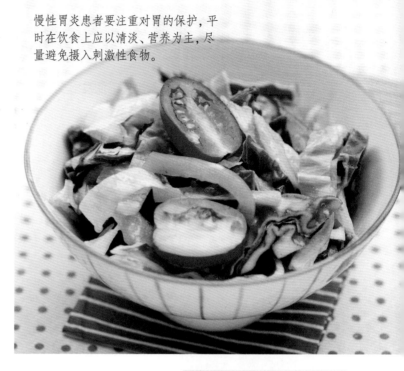

慢性胃炎患者要注重对胃的保护，平时在饮食上应以清淡、营养为主，尽量避免摄入刺激性食物。

不用煎炸、油炸、烤、熏、腌腊、生拌、烙的烹调方法。

按摩公孙穴，缓解慢性胃炎

　　也可通过按摩公孙穴（图示见第 163 页）来缓解慢性胃炎，公孙穴是足太阴脾经上的络穴，是八脉交会穴之一，通于冲脉。作为脾经上的络穴，公孙穴归属于脾，联络于胃，又与胸腹部的冲脉相通，因此，公孙穴具有兼治脾胃和胸腹部疾病的功效，也就是说，脾、胃、心、胸上的病都可以通过按揉公孙穴来治疗。

养胃小贴士

● 治疗胃病特效中草药——蒲公英

● 据《本草经疏》记载：蒲公英入肝胃经，有解热凉血的功效。

● 蒲公英这种植物可以炒菜、炖汤、煮粥。

● 需要注意的是，平常容易过敏的人应慎用，以免出现荨麻疹、全身瘙痒等症。

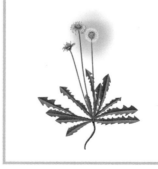

打嗝：胃火上逆

总是打嗝，人多的时候也忍不住发出"呃"的声音，真是太尴尬了。这种情况持续很长时间了，该怎么办呢？

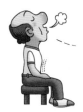 打嗝又被称为"膈肌痉挛"，中医指的是气逆上冲、喉间呃呃连声、声短而频、不能自行控制的一种病症。偶尔打嗝是正常的生理现象，但如果经常打嗝就需要调养脾胃了。长期打嗝最直接的影响是造成饮食、呼吸、睡眠障碍，继发性血压升高、乏力、体重下降等。

打嗝的原因

不良的生活方式

日常不良饮食习惯，比如饮食过多、过快，饮用过量的碳酸饮料、酗酒，食用过热或过冷的食物等，会引发打嗝。

不良的精神状态

不良的精神状态，比如紧张、焦虑、兴奋等，会引发打嗝。

上述打嗝的原因大多在短时间内可自行消失。

此外，还有胃火上逆、气机郁滞、脾胃虚寒导致的打嗝。

如何缓解打嗝

饮食调整

饮食方面要注意细嚼慢咽，不可以吃得过饱过急，少吃刺激性食物，多吃蔬菜、水果，同时注意严格戒烟戒酒。

适当运动

注意规律作息，适当地进行体育锻炼，但是要注意劳逸结合，避免过度劳累。

按摩腹部

可以按摩腹部，以肚脐为中心，顺时针按摩，能够促进肠道蠕动，缓解打嗝的情况。

打嗝的类型	
病症分型	症状表现
胃火上逆	①呃声有力，冲逆而出，口臭烦渴，喜冷饮；②小便短赤，大便秘结；③舌苔黄，脉滑数
气机郁滞	①胸胁满闷，脘腹胀满；②嗳气纳减，肠鸣矢气；③苔薄白，脉弦
脾胃虚寒	①呃逆声低长，气不接续，泛吐清水，脘腹不适，喜热喜按；②面色少华，手足不温；③舌质淡，苔薄白，脉细弱

巧用穴位止嗝

- 在我们日常生活中，打嗝是经常会遇到的一件事。治疗打嗝的方式有很多，可以通过按摩扶突穴、气户穴等来缓解，每次坚持按摩 10~15 分钟。刚开始效果不是很明显，随着时间的增加，就能感觉到腹腔内气息的流动。

- 另外，还可以选择对扶突穴、气户穴进行艾灸。

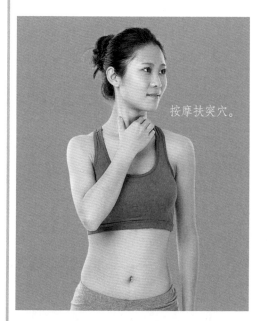

按摩扶突穴。

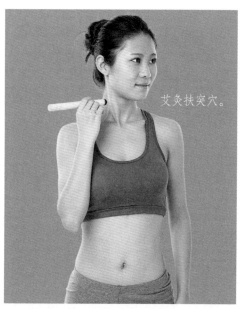

艾灸扶突穴。

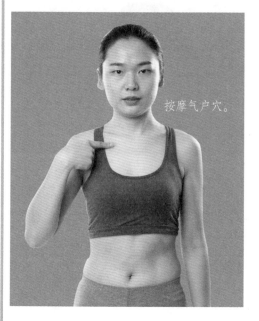

按摩气户穴。

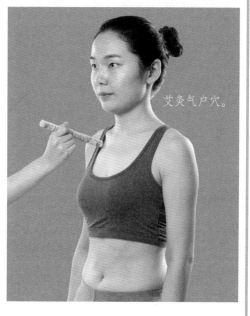

艾灸气户穴。

口腔溃疡： 脾胃虚弱

嘴里总是长溃疡，又大又深，就像个坑，特别疼，吃东西也不敢吃，有时甚至还会疼哭，这烦人的口腔溃疡什么时候才能彻底好！

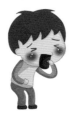

口腔溃疡也被称为"口疮"，是一种常见的发生在口腔黏膜的溃疡性损伤病症，多见于唇内侧、舌头、舌腹、软腭等部位，这些部位的黏膜缺乏角质层或者角质化较差。发作时，疼痛剧烈，局部灼痛明显，严重的还会影响饮食、说话。还可能并发口臭、便秘、头疼、恶心等全身症状。

发生口腔溃疡的原因

口腔溃疡反复发作的原因,具体包括:

第一，营养因素在口腔溃疡的反复发生中起着重要的作用，如果因为偏食等原因引起维生素缺乏，尤其是维生素 B_2 的缺乏，容易导致溃疡反复发作。

第二，如果口腔内有明显的炎症，也容易导致口腔溃疡复发，且不容易好转。

第三，口腔溃疡的发生与一些精神心理方面的因素也有关，比如长期焦虑、抑郁。

第四，遗传以及机体免疫功能失调时也会引起溃疡反复发作。

中医认为口腔溃疡的发生主要与脾胃虚弱有关。脾胃虚弱、气机不畅、过食肥甘会引起脾失健运、肝郁气滞，阻碍营养吸收，导致口唇失养，进而可能有口腔溃疡的发生。另外，心脾积热、阴虚火旺、脾虚湿困,也是口腔溃疡发生的主要原因。

按摩口唇周围的穴位

用手指指腹依次按摩口周的穴位，比如地仓穴、颊车穴、下关穴、承浆穴、廉泉穴(图示见第 166 页)，每个穴位 3~5 分钟。此方法适合各种原因引起的口腔溃疡患者。

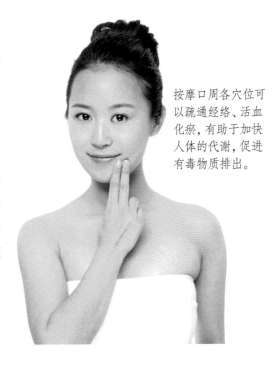

按摩口周各穴位可以疏通经络、活血化瘀，有助于加快人体的代谢，促进有毒物质排出。

如何预防口腔溃疡的发生

口腔溃疡反复发作，很难根治，因此，在日常生活中要以预防为主，需注意以下几点。

第一，调节生活、工作节律，不熬夜，保证睡眠充足。

第二，调整情绪，保持乐观的心态，积极应对生活中的各种问题。

第三，适当地进行体育锻炼，增强机体免疫力。

第四，均衡饮食，多吃蔬菜、水果，摄取维生素 C、维生素 B_2、锌等多种维生素和矿物质，少吃刺激性食物，避免或减少摄入高糖、高脂、高盐的食物。

第五，戒烟限酒，养成好的生活习惯。

第六，治疗控制全身其他系统性疾病，比如胃溃疡、糖尿病等。

水果有助于预防和缓解口腔溃疡。

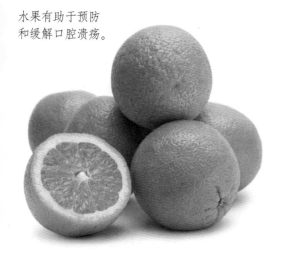

吃点大白菜，溃疡好得快

⊙ 大白菜中锌的含量比较高，有助于促进溃疡的愈合。大白菜能够起到养胃生津、除烦解渴的作用，湿困祛除后，溃疡自然好得快些。

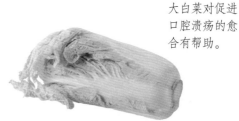

大白菜对促进口腔溃疡的愈合有帮助。

口腔溃疡的类型

病症分型	症状表现
心脾积热	发病特点：①口疮数量多，周围充血明显；②多见于舌尖或两边，也可见多处糜烂生疮，疮处红肿热痛。 临床症状：常伴有口干或口渴，口臭，心烦，大便干燥，小便黄赤，舌红苔黄
阴虚火旺	发病特点：①口疮 1~3 个，周围轻微充血；②溃疡表覆黄或白苔，反复发作，迁延不愈。 临床症状：常伴有口干不饮，手足心热，溲黄便干，也可见腰膝酸软，遗精盗汗，骨蒸潮热，舌红苔少或有裂纹，脉沉细或细数
脾虚湿困	发病特点：①口疮数目不多，疼痛较轻，遇劳易发，难愈；②以舌两边、两颊以及唇部多见。 临床症状：常伴有上腹满闷，饮食减少，肢体困倦，大便泄泻，舌苔厚腻

睡觉流口水：脾胃虚

早上醒来，枕头上一大片口水，脸都湿湿了，很不舒服。晚上还会被脸上凉飕飕的感觉惊醒，一摸全是口水，这真是个困扰人的问题。

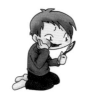

口水是无色、透明、有泡沫、稍浑浊的液体，其分泌量和尿量相似，平均每天约1 500毫升，有利于润滑口腔和保护牙齿。一个人的脾气如果充足，涎液会正常传输，会在口腔里待着，不会溢出来，还会帮助吞咽和食物消化。

流口水的原因

中医认为，一旦脾胃虚弱，湿气过多滞于体内，水谷运化就会失去平衡，以致身体疲惫乏累、气少懒言、脸色发黄、精神萎靡等，还会在睡觉时流口水。

成人睡觉时流口水，主要是脾虚导致的。中医上，食物的消化吸收，依赖脾的运化功能实现。脾可以运化水湿，脾的功能正常，则体内不会产生湿邪。脾主肌肉，开窍于口，口水为脾之液。如果出现脾虚，嘴部的肌肉会较萎软，无法控制唾液，可能出现睡觉时流口水的现象。

如何缓解流口水症状

因为脾胃虚弱导致睡觉流口水的患者，日常可多吃一些具有健脾胃作用的食物，比如山药、白扁豆、莲子等，这对睡觉流口水的症状能够起到辅助改善作用。

可通过艾灸中脘穴、脾俞穴、胃俞穴等穴位起到健脾作用。

平时饮食要注意清淡，不要吃太多生冷、黏腻的食物，尤其是油炸食品和甜食。

可适当参加户外运动，通过运动促进全身气血运行，增加身体代谢，有利于调节脾胃功能和湿气的排出。

预防流口水贴士

⊙ 第一，调整好姿势再入睡。

⊙ 第二，注意口腔卫生，养成早晚刷牙、饭后漱口的习惯。

⊙ 第三，有口腔疾病的患者应当及时去医院治疗，减少不良刺激。

⊙ 第四，有前牙畸形者应尽快矫正牙齿。

平时注意口腔卫生，早晚好好刷牙，避免食物残渣留存。

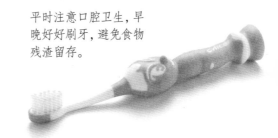

有口臭：脾胃湿热

现在出门戴着口罩，困了打了个哈欠，才发现口气有些重，这都让人不好意思摘口罩，更不好意思在别人面前说话了，严重影响着社交活动。

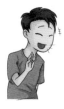

生活中口臭比较常见。随着生活水平的提高，越来越多的人为了过上更好的生活而努力工作，却忽略了自己的身体，导致身体出现疾病。

调理脾胃祛口臭

因为脾虚的人往往消化能力比较差，食物的残渣滞留在胃里腐化的时候产生的异味会从口中发出，所以脾虚的人早上起来口气会比较重，而且还会出现口干、口臭的情况。

可以做什么

脾胃差引起的口臭能够通过饮食调理好，可以多吃一些新鲜蔬菜和水果，蔬菜和水果含有大量维生素，能够缓解口臭、脾胃差的症状。可以多运动、喝温水，促进胃肠蠕动。可以喝一些易消化吸收的粥类，比如小米粥、南瓜粥等。

不要做什么

不吃寒凉的食物，以免伤害脾胃；限制甜食的量，摄入过多糖分会引起龋齿、牙周炎、牙龈炎等口腔疾病，使各种病原体在口腔内繁殖，分解产生硫化物，产生腐烂的口臭味。

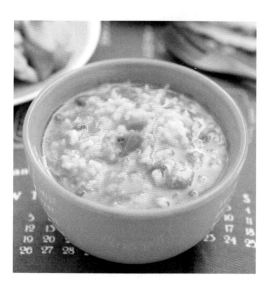

口腔清洁很重要

⊙ 如果平时口腔清洁不到位，很容易出现口臭的问题，此时就需要好好刷牙、刷舌苔、多用牙线、饭后漱口，这些能够帮人及时清除掉牙缝中的残渣、清理掉口腔中的细菌。

⊙ 还可以使用漱口水、喝茶。

⊙ 餐后可以嚼一嚼无糖口香糖。

细嚼慢咽
养脾胃

挑食、偏食
伤脾胃

怒伤肝
脾胃一定受牵连

起居无时，
精神紧张
伤脾又伤胃

惊吓、嫉妒
引发胃溃疡

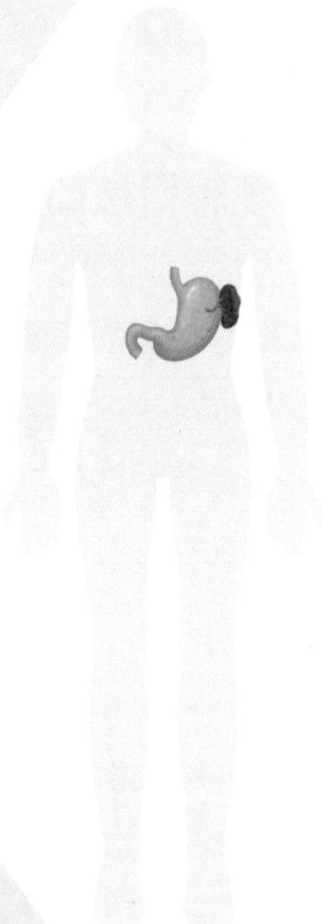

心情不好
易引发神经性呕吐

心情不好
胃必然受影响

压力大
伤脾胃

第三章

好习惯好脾胃

脾胃的重要性不言而喻，日常生活中很多习惯都可能会伤害到脾胃，比如抽烟、酗酒、熬夜、爱吃生冷、辛辣的食物等，我们一定要远离这些坏习惯。正所谓"三分治、七分养"，如果养成并坚持好的生活、饮食习惯，比如早睡早起、细嚼慢咽等，脾胃也会用健康来作为回报，让人长得高、吃饭香、气色好、身体壮。

细嚼慢咽养脾胃

狼吞虎咽地吃饭能够节约时间，还有一些家长看到孩子狼吞虎咽地吃饭，心里感觉特别开心，认为这样孩子吃得快、吃得多，才能长得高、长得壮，才能更健康。

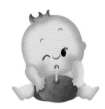

实际上恰恰相反，吃得太快食物没有嚼烂就咽下去，脾胃还要花费很大的力气去把大块的食物磨碎，这样一来，就会使脾胃的负担加重。脾胃最喜欢的是细碎的食物，越细碎对脾胃越好。因此，需要养成细嚼慢咽的好习惯。

咀嚼是人体加工食物的第一步

咀嚼食物是人体加工消化食物的第一道工序，食物通过牙齿咬碎、研磨、唾液消化酶的分解作用，再进入胃、胰、胆、肠等器官，细碎的食物能够减轻脾胃的负担，有助于脾胃的进一步消化吸收，从而起到保护脾胃的作用。

细嚼慢咽的其他益处

有利于人体充分吸收食物的营养

研究发现，两个人同时吃相同的食物，细嚼慢咽的人会比狼吞虎咽的人更多地吸收营养物质。

激发大脑活力

在细嚼慢咽的同时，大脑皮层的血液循环量也会增加，这能够激发脑神经的活力，有效提升大脑活力，增强人的记忆、思维和注意力。

有效控制进食量

大脑神经接收饱腹感信号需要 20 分钟左右，也就是说约 20 分钟以后才会有饱腹感，细嚼慢咽能够让大脑充分感受到饱腹感。如果吃得太快，很容易吃撑，使体重在不知不觉中增加。

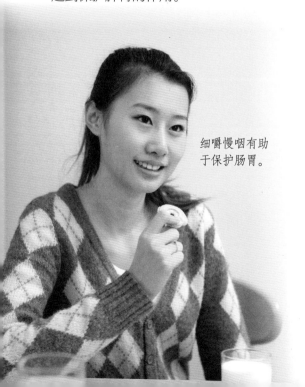

细嚼慢咽有助于保护肠胃。

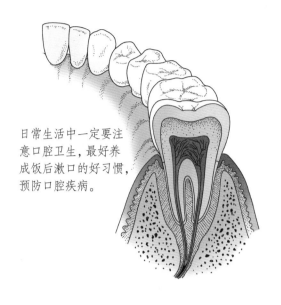

日常生活中一定要注意口腔卫生，最好养成饭后漱口的好习惯，预防口腔疾病。

保护牙床和牙龈，清除口腔细菌

细嚼慢咽可以锻炼下颚力量，有利于牙床健康。而且，细嚼慢咽会促进唾液分泌，唾液中含有溶菌酶和其他抗菌因子，能清除停留在口腔内的细菌。

有利于控制血糖

充分咀嚼会刺激腮腺，促进胰岛素的分泌。每次进餐大约 30 分钟时是胰岛素分泌高峰期，它会调节体内的糖代谢，从而降低血糖，有助于糖尿病的预防和治疗。

改善脸部肌肤状态

细嚼慢咽可以促进脸部肌肉的活动，提高脸部的局部血液循环水平和肌肤的局部代谢活跃度，使人看起来面色红润、气色好。

每一餐进食时间以 20~30 分钟为宜

想要细嚼慢咽地吃饭，就要留出充裕的吃饭时间，每餐以 20~30 分钟为宜，因为从开始吃饭到 20 分钟之后，大脑才会发出吃饱的信号。如果吃得太快，等到大脑发出吃饱的信号的时候，已经又吃进去很多食物了，长此以往会给胃造成很大的负担。

每一口都要细细地咀嚼 30 下

细嚼慢咽说起来容易，可真正做起来却一点儿都不容易，因此，在开始时应把注意力集中在嘴巴的咀嚼上，每吃一口都咀嚼约 30 下。刚开始时需要有点耐心才能完成，不过慢慢养成习惯就好了。

养成细嚼慢咽的小技巧

⊙ 选一个小点儿的勺子。为了养成细嚼慢咽的习惯，还可以选一个小勺子，这样一次只能挖上一小口吃进去，吃饭的速度自然就慢下来了。

⊙ 咀嚼时放下餐具。咀嚼时将手上的餐具或者食物放下，在每一口中间将叉子、筷子或者手上的馒头、大饼、比萨等放下，也能够在不知不觉中养成细嚼慢咽的好习惯。

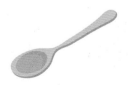

挑食、偏食伤脾胃

孩子严重挑食、偏食，不爱吃饭，甚至到了一看见饭就愁的程度，好像从能够吃饭就有了这个习惯。看着他越来越瘦弱的身体，作为家长心里真是着急。

挑食、偏食的危害

营养失衡

正处在生长发育快速期的孩子，需要充足而均衡的营养。谷类、蔬菜、水果、鱼、肉、蛋、奶等食物中的营养各有各的用途，如果偏食某一类，使体内缺乏某种营养元素，很容易导致营养失衡。

注意力不集中

人的大脑，尤其是孩子的大脑发育需要多种营养的支持，而挑食、偏食会让人的营养摄入不够全面，导致大脑得不到足够的营养支持，进而导致人的反应不灵敏、注意力不能集中。

个子长不高

孩子挑食、偏食，会导致蛋白质、钙、维生素 D 等与长高有关的营养摄入不足，从而导致孩子生长发育迟缓，长不高。

导致胃肠功能紊乱

一般来说，挑食、偏食的孩子喜欢边吃边玩，一顿饭要吃很长时间，这样会让胃肠道得不到休息，时间长了，很容易导致胃肠功能紊乱。

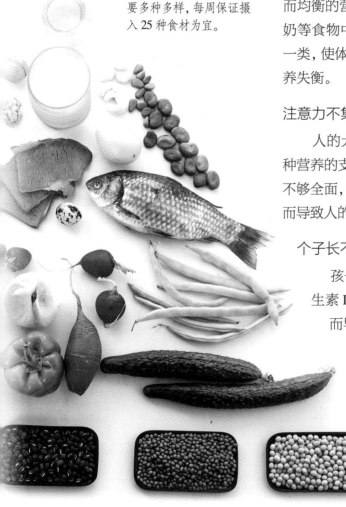

为了保持营养均衡，饮食要多种多样，每周保证摄入 25 种食材为宜。

对付挑食、偏食有办法

苦练厨艺很关键

孩子对食物也有自己的口味喜好，如果妈妈做得不好吃，孩子不爱吃也是正常的，不要苛责孩子。可以试着提升一下自己的厨艺，当做的饭菜色、香、味俱全时，也可以一定程度上缓解孩子的挑食、偏食。

造型也能吸引人

孩子不喜欢某种食物，通常是因为食物的气味不好闻，或者做成菜后颜色不好看，此时家长就需要多花点儿心思，将食物的气味用调料或者其他食物来遮一遮，或者改变刀工、加入其他食材，做成孩子喜欢的样子。比如如果孩子不爱吃鸡蛋，可以做成鸡蛋羹、鸡蛋卷、西红柿炒鸡蛋等。

从心理上"顺从"孩子的需求

孩子如果在餐前闹着要吃零食，不给就发脾气、不吃饭，此时，可以"顺从"他，只给一点点，但在给之前要讲好，比如，距离吃饭时间超过30分钟可以给一点儿零食，但吃了零食之后不能不吃饭，相信他一定是个守信用的人。孩子被夸奖、鼓励之后，会不自觉地约束、要求自己，这就可以有效避免零食代替正餐的情况。

家长做好榜样

榜样的力量是很强大的，如果在吃饭时大人总是这不吃、那不吃，孩子就会见样学样，觉得这样的行为是可行的，也会变得挑食、偏食。大人一定要做好榜样。

参与美食的制作

孩子对于自己参与或者主导的事情很有成就感，这是他自主意识的体现，家长不妨顺水推舟，让孩子参与做饭的过程，让他帮忙择菜、洗菜或者给菜做造型……孩子一般都很愿意和大人分享自己的劳动成果，也愿意吃自己辛苦做出来的饭，即便是那些不爱吃的食物。

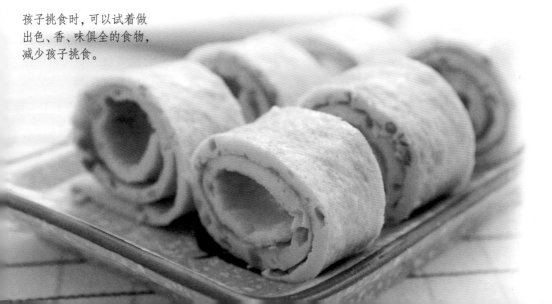

孩子挑食时，可以试着做出色、香、味俱全的食物，减少孩子挑食。

吃饭有节制，脾胃更轻松

吃饭有节制、不过量，才能够让脾胃轻松地完成消化吸收，如果一直超负荷工作，会导致脾胃受伤，无法为身体提供营养。

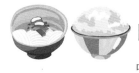

中医认为："饮食自倍，脾胃乃伤。"说的是饮食一旦超过正常食量的一倍，必然会损伤胃肠的正常消化功能。因此生活中要把握好食不过量原则，以此来保护胃肠的健康。

脾胃功能不佳，定要注意不能过量

食不过量对胃肠功能不太理想的人尤为重要。胃肠的功能不太理想，就更要照顾它的工作能力，不能总让它超负荷工作。

其实很多人都知道饮食有度有利胃肠，但日常饮食时仍然吃得太多，超过了身体的承受能力。所以，如果消化不好，经常胃堵腹胀，那么用餐时可以略微减量，多嚼几次，吃到胃里不感觉饿的程度就停下。即便想着增加体重，也不能餐餐食物过量。不妨在两餐之间吃点容易消化的食物，这样胃肠比较容易接受。

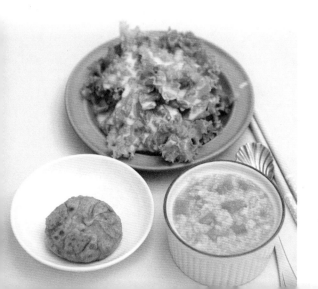

早餐要吃好

经过一晚上的睡眠，早晨起来，胃里几乎没有任何食物了，维持人体正常新陈代谢必需的营养物质已匮乏。这时就急需通过早餐来补充营养。

营养均衡而丰富的早餐，不仅中和了胃中的胃酸，还为身体提供了丰富的营养。如果不吃早餐，能量就得不到及时、全面的补充，消化系统的生物节律就会发生变化，胃肠蠕动及消化液的分泌也会发生变化。消化液没有得到食物的中和，会对胃肠黏膜产生不良刺激，引起胃炎，严重者可引发消化性溃疡。

如果早餐吃不好，上午就会出现注意力不集中、思维迟钝等现象，致使工作效率低下。饥肠辘辘地到了中午，吃午饭时难免摄入更多的食物，引发胃消化不良、胃炎、胃溃疡等疾病。有胃病的人，更要注意早餐的质量和用餐方法，以利于胃的保养和康复。

更营养的早餐搭配，应该包括蛋白质、碳水化合物、新鲜蔬果，可以吃一小份煎鱼排，搭配一小碗杂粮粥，几片豆腐以及素炒青菜等，这样丰富的早餐会令人一天精神满满。

备好加餐

快节奏的生活以及强大的工作压力，使大部分现代人的胃都处于亚健康状态。究其原因，主要有饮食无规律、摄取食物过多、情绪紧张与过度疲劳、滥用药物等。因此养胃首先要做到三餐定时定量，即使工作不允许，也切忌暴饮暴食或饿极了再吃。

如果因为工作繁忙，不能及时用餐，那么一定要准备好"备荒食物"，比如水果、酸奶、坚果、水果干、燕麦片、杂粮糊粉之类。哪怕是吃点饼干（尽量选脂肪偏低且不过甜的）也比不吃好。

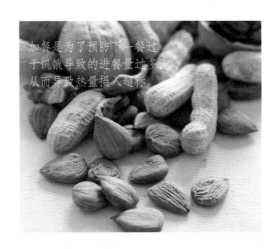

加餐是为了预防下一餐过于饥饿导致的进餐量过多，从而导致热量摄入超标。

加餐时间很关键

● 加餐的时间也非常关键，一定要在"饿得前胸贴后背"之前吃食物。

● 知道6点会饥饿，就在5点钟喝杯酸奶，能把饥饿时间推迟1小时。

● 然后6点再吃个香蕉或苹果，又能把饥饿推迟1小时。

● 这样，等8点完成工作时，胃里仍然不觉得太饿，再放松地喝碗杂粮粥，吃盘清爽的蔬菜，晚上就能舒舒服服地按时休息了。

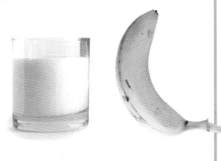

少喝咖啡、浓茶或冷饮

⊙ 当饮浓茶、喝咖啡成为一种流行时，又有谁知道，浓茶和咖啡除了提神醒目外，也会伤害脾胃的健康。浓茶和咖啡都是中枢兴奋剂，能通过神经反射直接影响胃黏膜，导致胃黏膜充血、分泌功能失调、黏膜屏障被破坏，从而促发胃炎、胃溃疡。

⊙ 常喝冷饮还会伤害人体的胃气。中医所讲的胃气，包括人体胃肠道对食物的消化、吸收功能，以及人体防御疾病的能力等。胃气受损后，会引起消化、吸收功能减弱、免疫力降低等症状，进而引发多种疾病。

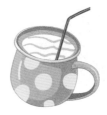

起居无时，精神紧张，伤脾又伤胃

熬夜加班、天冷受凉、经常紧张焦虑，等等，都会伤害脾胃，因此，想要拥有好的脾胃，必须养成良好的生活与饮食习惯。

熬夜让胃口不好

现代社会，人们的生活压力大，精神长期处于压抑和紧张的状态，从而导致食欲缺乏、疲劳、失眠等症状出现。睡眠充足是解压的好办法，睡眠可以使大脑处于静息状态，对生理、心理及全身器官功能进行自我调节。很多人都有这种经验，一旦睡眠不足，或者睡眠质量低下，消化功能就容易下降。不是食欲不振，就是胃部胀满，或者是大肠不畅。而睡眠充足、质量又高的时候，胃肠也会精神饱满，工作顺畅。

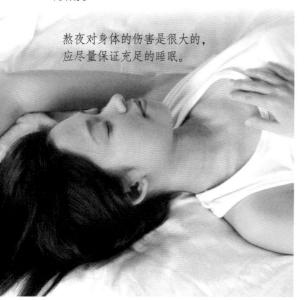

熬夜对身体的伤害是很大的，应尽量保证充足的睡眠。

因此，无论压力多大，都要按时睡觉，睡前半小时要放松心情，尽量使心情平静。保证 8 小时高质量睡眠，身体就有足够的时间和精力来做好内部修复工作。胃肠细胞的更新速度几乎是全身组织中最快的，所以能够推测胃肠的修复能力易受睡眠情况影响。

注意保暖，给胃肠加件衣服

"十个胃病九个寒"，这说明胃病中寒证占多数。中医认为，倘若平时怕冷、一受凉胃口就不好、常感疲倦无力的人多数为脾胃虚寒。

胃是一个对外界气候和温度很敏感的器官。人体受到冷空气刺激后，胃部很容易发生痉挛性收缩，从而引发胃痛、消

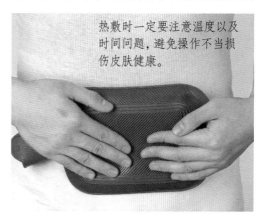

热敷时一定要注意温度以及时间问题，避免操作不当损伤皮肤健康。

化不良、呕吐、腹泻等症状。因此，胃寒的人平时要多注意胃部保暖，避免受冷。

一方面，要防止寒冷的外界对人体造成损害，比如，在平时穿保暖背心让胃部更加暖和，或在晚上用热水袋或温热贴贴敷脐部，睡觉时则要盖好被子，以防腹部着凉而引发胃痛。另一方面，要注意饮食宜温和，避免寒凉之品。相信从内外入手，再配合药物的调理与治疗，胃病会很快治愈。

专心吃饭，缓解胃肠紧张

曾有人提出了吃饭养胃的五字秘诀，即"慢、轻、细、静、乐"。其中的"静"，指的是吃饭时要保持心境安静，要专心致志地吃饭，认为这样吃饭，才能气血顺畅，滋味更佳。

研究发现，在高度紧张的时候，人们常常会吃不下饭，严重时甚至会胃疼。工作紧张时很容易出现消化不良和胃溃疡，因为交感神经长期过度兴奋就会抑制自主神经系统的活动，包括消化吸收功能。所以，要尽量避免一边看电脑一边吃东西，不要在饭桌上谈工作，更不要在饭桌上教训孩子。要放下工作，忘记烦恼，放松心情，专心吃饭。

此外，有研究发现，与专心用餐的人相比，用餐时分心的人会吃得更多，也更容易引发肥胖。而用餐不专心的老人和孩子还很容易呛着。因此，老人和孩子在吃饭时不要吃得太快，更不要一边说话一边吃饭，特别是在吃汤圆等黏性比较大的食物时，一定要细嚼慢咽、专心用餐。

清淡饮食，远离油腻

⊙ 要调理肠胃，以清淡饮食为更好。现在很多人喜欢吃辛辣刺激、油腻的食物，这种习惯并不好。

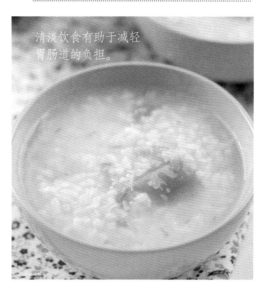

清淡饮食有助于减轻胃肠道的负担。

⊙ 很多人误认为辛辣的食物能够刺激食欲，缓解食欲不振，还有一些人认为油腻的食物味道佳、营养价值也比较高，但辛辣食物会刺激胃黏膜，油腻食物难以消化，过量食用会给胃肠造成负担。

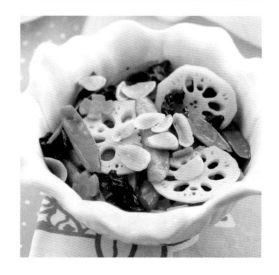

养成护脾胃的饮食习惯

上班要迟到了，没时间吃早饭了；工作还没做完，午饭等会儿吃吧；终于做完工作了，晚饭一定要好好吃，把早饭、午饭补回来，这样的饮食坏习惯可要不得。

按时吃饭，三餐不能少

很多年轻人因为减肥、忙工作而错过"饭点儿"，或是认为自己年轻，少吃一顿没有关系，或是无意间的饥一顿、饱一顿，这都会慢慢侵蚀胃的健康。近年来，功能性消化不良、胃炎、胃溃疡等疾病有年轻化趋向，这些慢性病会影响自身健康。

胃肠喜欢有规律的工作，到点就分泌消化液，以便及时消化食物。经常一顿饥一顿饱毫无规律，胃就会丧失判断饱饿的能力，无法控制食欲。并且，胃酸和胃蛋白酶如果没有食物中和，就会刺激胃黏膜本身，对胃黏膜造成损害。如果经常用餐时间不吃饭，还会造成消化不良或烧心、反酸的后果。

有些年轻爱美的女性常通过节食来达到减肥的目的，经常选择不吃早餐，或者以零食代替正餐。这些做法对胃的伤害更大，轻者诱发胃病，重者会患上厌食症。如果真要通过节食控制体重，建议仍然按时吃三餐，减少高糖、油腻食物的摄入量，适量多吃些蔬菜和水果，而且还要吃些优质蛋白质来增加饱腹感。

饭前喝汤，暖胃润肠道

俗话说："饭前喝汤，苗条又健康；饭后喝汤，越喝越胖。"这是有一定道理的。

第一，饭前喝点汤，能使整个消化器官提前活跃起来，使消化腺分泌足够的消化液来消化食物，也有利于食物中的营养物质更充分地吸收和利用。

第二，从口腔、咽喉、食管到胃部这一食物必经之路，犹如一条传输通道，吃饭前先喝上几口汤，将口腔、食管润滑一下，就等于给这一条通道加注了润滑剂，可防止干硬食物刺激消化道黏膜，使食物顺利下咽，而不至于过度刺激和摩擦脆弱的食管。

第三，饭前喝汤，可增强饱腹感，从而抑制摄食中枢，降低人的食欲。有研究表明，在餐前喝一碗汤，可让人少吸收热量。相反，饭后喝汤是一种有损健康的吃

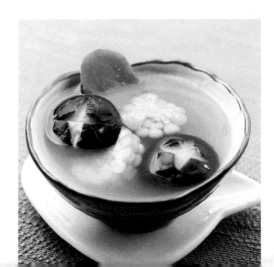

法。一方面，饭已经吃饱了，再喝汤容易导致营养过剩，造成肥胖；另一方面，最后喝下的汤会把原来已被消化液混合得很好的食糜稀释，影响食物的消化吸收。

馒头、花卷好消化

面食易消化，胃酸过多的人经常吃面食可以中和胃酸，起到养胃功效。

在面食中，发面制品比如馒头等更易消化。面食经过发酵后滞气之性会减轻，有助于人体消化。

一般经过微生物发酵的食物，易被人体消化吸收。比如，把面粉变成发酵面食，把大米变成醪糟，把牛奶变成酸奶，把黄豆变成豆豉，把生蔬菜做成泡菜……让微生物帮忙降解一些妨碍消化吸收的因素，比如蛋白酶抑制剂、植酸等，把大分子的蛋白质和淀粉变成较小的分子，会使消化变得更容易，还能增加 B 族维生素含量，提高营养价值。

因此，消化不良的人经常吃点馒头、酸奶，有利于胃肠康复。但也要注意发酵卫生，避免摄入变质的食物。

软粥细浆易消化

胃肠负担小的食物是富含淀粉、各种营养素的细腻食物。比如山药泥、芋头泥、土豆泥、大米粥、小米粥等。渣滓太多、质地太硬的食物不太适合消化不良者。但是，这绝不意味着胃肠不好的人只能吃精制米面，不能吃五谷杂粮。

精白米的膳食纤维含量较低，长期食用不利于胃肠功能的提高，而对于一些面筋蛋白（麸质）敏感者来说，含有大量面筋的白面食物也不利于消化系统的修复。相反，对于不太好煮，但是营养价值高的五谷杂粮，完全可以用打浆、打粉、煮烂等方式来减少胃肠的消化负担，保证其中丰富的营养成分能更好地被人体吸收。

比如，用豆浆机把糙米、小米、燕麦、高粱米、山药、芝麻等富含 B 族维生素和多种矿物质的五谷杂粮打成浆，每天喝一些，胃肠会感觉很舒服，也比之前更容易消化吸收。

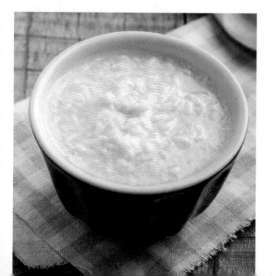
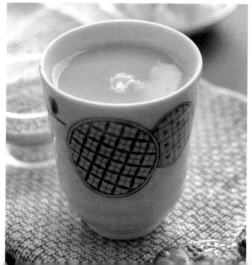

远离伤脾胃的生活习惯

今天压力好大，好烦，晚上去喝酒吧。结果酒喝多了，第二天起床胃好难受。今天心情不好，想吃零食，结果吃多了，胃好胀，等等，坏的生活习惯要远离。

过度劳累

《黄帝内经》讲："故春秋冬夏，四时阴阳，生病起于过用，此为常也。"这句话的意思就是过劳是发病的主要原因。这里所说的过劳包括体力过劳、精神过劳、饮食过度几个方面。

过劳会损伤脾胃。中医认为，"劳则气耗""思虑伤脾"。劳累、思虑过度易耗伤精气，降低免疫力，削弱胃黏膜的防御力，从而使人患上胃炎、胃溃疡、胃肠神经官能症等脾胃疾病。

若是出现了精神疲乏、心悸气短、健忘失眠、形体消瘦、神经衰弱等症状，就应及时调整自己的生活，注意休息，呵护脾胃，保持身体健康。

长期有抑郁、压抑等情绪

长期心情不佳很容易引发脾胃病，尤其是在心情不佳的情况下进餐对脾胃的损伤更大。人的心情愉悦，胃肠道的蠕动力也会加强。若是心情不佳，则蠕动力减弱，消化功能降低。长时间情绪压抑的话就会患各种胃病，诸如慢性胃炎、胃溃疡等。消化吸收功能不好，时间久了还会导致机体气血虚亏，引发其他疾病。

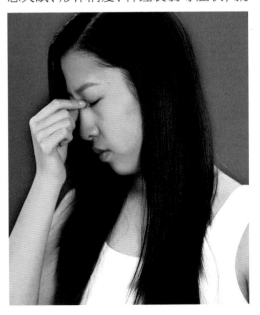

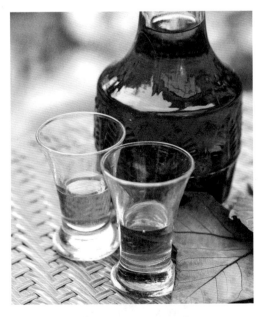

经常过量饮酒

有人一顿豪饮后，胃痛不止，甚至胃出血。可见，饮酒确实会伤脾胃。酒精过量会损伤胃黏膜，甚至引发胃炎。饮酒还不利于胃溃疡好转，甚至引起溃疡出血。

过量饮酒无益，但适度饮酒能助气健胃、消除疲劳、助眠。通常，男性每日白酒的饮用量不宜超过 100 毫升，啤酒 500 毫升以内比较合适。女性饮酒量较男性减半为宜。

贪吃寒凉食物

寒凉食物不仅指冰激凌、冰镇汽水等温度低的食物，也包括性寒的食物，比如西瓜、梨等。过量进食这些食物会伤脾胃的阳气，若脾胃本身就虚寒，吃这些食物会更容易腹泻、腹痛。另外，中老年人脾阳日渐不足，平时应少吃寒凉食物，比如冬瓜、绿豆、苦瓜、丝瓜等，从而保护脾胃健康。

滥用药物

一些人习惯有一些轻微的病症就赶紧吃药治疗，但日常又不注意保养，长此以往，脾胃负担加重，进而影响脾胃的健康。无论是什么药，一定要谨慎使用。

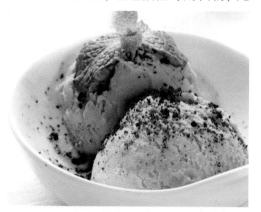
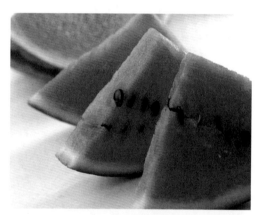

伤脾胃的习惯

损伤脾胃的饮食习惯	原因
暴饮暴食	摄入的食物量比较多，短时间内胃必须分泌大量的消化液来对其进行消化，由此打乱脾胃正常的吸收过程。若是长时间暴饮暴食，必将损伤脾胃，出现消化系统方面的问题
饱一顿饥一顿或者是热一顿凉一顿	不按时吃饭会使胃酸分泌异常，由此损伤胃黏膜，影响到脾胃正常的消化吸收功能。热一顿凉一顿，容易使脾胃受寒或者烫伤胃黏膜，影响到脾胃的气血化生作用。饮食上温度应以"不烫不凉"为度
食用过量的膏粱厚味	中医所说的膏粱厚味，一般是指油腻、甜腻的精细食物或者味道浓厚的食物，这类食物脂肪和糖的含量都很高

心情不好，胃必然受影响

今天碰到了一些不开心的事情，心情糟透了，感觉什么也不想吃，胃感觉很不适，肚子胀胀的也不消化，真不舒服，什么都不想做，甚至连躺着都难受。

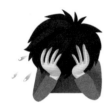

日常生活中很多人都会出现胃肠不舒服的情况，但是很少人会想到这些症状和突发事件、人际关系持续紧张、长期工作压力、焦虑情绪有关。实际上，心情的好坏与脾胃的好坏有着很大的关系，因此，无论遇到什么样的事情，尽量要有一个好心情、好心态，这样才能够让脾胃更健康。

胃是情绪变化的晴雨表

生活中总是有这样的感受：心情好的时候，粗茶淡饭都很好吃；心情不好的时候，没有胃口，山珍海味吃起来都味同嚼蜡，吃了之后还容易恶心反胃，严重时甚至会出现呕吐。由此可见，情绪的好坏对胃的影响是非常大的，可以说，胃是情绪变化的晴雨表，或者也可以将胃称为"情绪胃"。

负面情绪带来脾胃不适

研究发现，在每一天，甚至每一分钟，胃的功能都受到情绪的影响，并且影响十分明显，气愤、恐惧、激动、焦虑等情绪可使胃液的分泌量增加，酸度升高；而抑郁、悲伤、失望等情绪，则使胃液分泌量减少，酸度下降，胃的运动减慢。无论酸度升高还是下降都会让胃不舒服。

情绪不好还会引发肠胃病

闹情绪也会引发一些胃肠疾病。一般来说，情绪波动引起消化机能的变化，随着情绪的平息，会恢复正常，不至于引起胃肠疾病。但是，过分强烈或持久的不良情绪，有可能引起胃肠疾病。最常见的是消化不良、腹胀、便秘或腹泻等功能性肠胃病，严重时还会引起胃溃疡，甚至是胃肠道肿瘤。

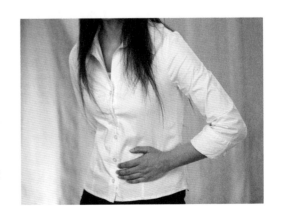

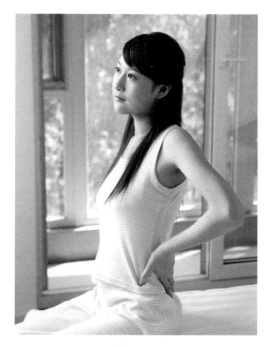

情绪不好的其他危害

睡眠障碍

情绪不好还会导致明显的睡眠问题，主要表现为躺在床上辗转反侧、难以入睡，即便是睡着了，也容易多梦，睡眠比较浅，易醒，醒来后再难入睡。

胸闷气短、精神乏力

情绪不好时，做什么事情都缺乏精神，感觉十分疲惫，还会感觉胸闷气短，一直想要叹气，心跳都比平时快。

缓解负面情绪的几种方式	
方式	具体操作
有氧运动	通过跑步、散步、打篮球、游泳等，来缓解负面情绪
转移注意力	通过写字、看书、跳舞、唱歌等方式来缓解

如何缓解情绪引起的胃部不适

因情绪导致胃部不适的人，可以通过以下几个小方法来缓解。

⊙ 一份小甜点：甜味是人最初的、本能的味觉。吃甜食时，身体会感觉受到鼓励与夸奖。因此，当感觉累了或者情绪低落的时候，尤其是忙得没有办法好好吃一顿正餐或者没胃口时，可以点一份甜点安慰一下自己。

⊙ 尽情地倾诉：可以将遇到的不快乐向最亲密、最值得信任的人倾诉，或者两个人什么都不用说，一起做点什么也可以，烦躁的情绪也能够消除很多，胃自然也会舒服很多。

⊙ 一杯热饮料：一杯柚子茶、豆浆、果汁……暖暖的一杯健康饮品，进入胃里之后，全身都被抚慰了一遍，脾胃中的"委屈"也迅速降到了最低点。此时，就会感觉承受的负面情绪及压力都变小了，胃也舒服多了。

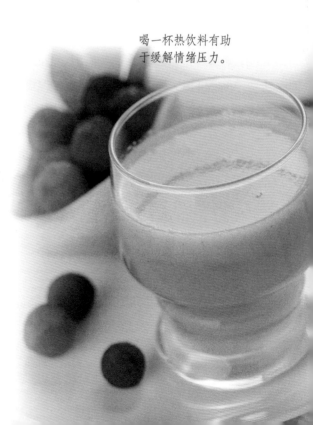

喝一杯热饮料有助于缓解情绪压力。

压力大伤脾胃

最近也不知道怎么了，特别能吃，感觉胃很不舒服，也想要吃，甚至晚上八九点下班后还要再吃一顿。知道这样对胃不好，可还是控制不住。

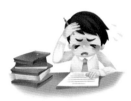

中医认为，思虑伤脾，即想得太多、精神压力大则会伤害脾胃。现代生活节奏快，工作繁忙，压力过大，压抑在心中的不良情绪会在自己还没有意识到的情况下通过胃肠反映出来。患者可能会变得食欲不振，导致营养不良，或者过度贪食，导致消化不良。

忧思过度，脾胃运化失调

人心情抑郁、思虑过重时，会变得茶饭不思，而放松的环境和愉快的心情会让胃感到舒服。研究发现，胃病患者中大约七成患病原因和情绪有关，而胃功能失调者，患抑郁症等各类情绪病的机会会比一般人高 3~4 倍。

"怒伤肝，思伤脾，忧伤肺"，中医认为，如果思虑过度就会损伤脾气，进而影响食物的消化和吸收。因此，想要养脾胃，需要先养心情。日常生活中，不要思虑太多，"尽人事听天命"，心态平和积极，要相信"办法总比困难多"。

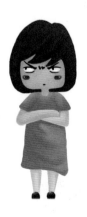

压力大生出无名胃病

一项以 20~40 岁白领、公务员、医生等人群为主的 1 600 余人的查询结果显示，超过 90% 的人曾出现过胃部不适的症状，其中，30% 的人经常胃疼，5% 的人甚至每天都会疼。其中一部分人去医院检查胃不适的原因，而结果显示胃功能没有病变，长期的胃部不适竟然是"无名胃病"。

究其原因，以上人群都属于高压人群，每天面对繁重的工作，大脑和身心长时间处在高度紧张的状态，压力过大导致胃肠不能够专注地进行自己的工作，轻则茶饭不思或暴饮暴食，重则导致消化不良、便秘等胃肠疾病。

午饭前去散散步

面对繁重的工作，感到压力特别大的上班族该怎么办呢？工作不能不做，竞争的压力一时卸不下去，偶尔的胃部不适挺一挺就过去了……找不到根本的解决方法。其实，抽出 10 分钟，给紧张的心情放个小假就可以了。

　　午饭之前，先不要着急去吃饭，有条件的话可以在户外站立会儿或散散步，没有条件的也可以在屋里站一站、活动活动身体。让眼睛、大脑和身心离开工作，平静一下心情，暂时忘记紧张的工作，专注到吃午饭这件事上面，胃肠会收到大脑传递的信息，然后开始积极地运转起来。这样的模式有助于对胃肠的保护，也有利于食物的消化吸收。

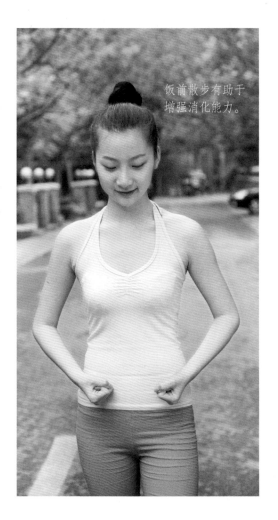

饭前散步有助于增强消化能力。

健脾益胃好食材

食材	功效
山药	补气健脾、养阴益肺、补肾固精
板栗	补脾健胃、补肾强筋、活血止血
牛肉	补脾胃、益气血、强筋骨

吃点甘甜的食物，赶走忧思

⊙ 中医认为，甘入脾，吃点甘甜食物可以补气血、调脾胃。属于甘温补脾的食物有板栗、大枣、红薯等。

⊙ 当然，还可以喝点大米粥，也有补中益气、健脾和胃的功效，适合忧思过度、倦怠乏力的人群。

怒伤肝，脾胃一定受牵连

最近生活中遇到很多烦心事，总是让人很生气，晚上睡不好，右上腹部还隐隐作痛，面部水肿，甚至皮肤都有些发黄。看谁都不顺眼，知道这样不好，可是想控制也控制不住。

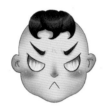

现代人生活与工作压力都比较大，最容易肝失条达，导致脾胃不和，出现食欲不振、四肢无力等问题。经常生气的人，对肝、心、脑、胃、肾都会有伤害，还会破坏人体的免疫系统，影响身体的健康。

肝失条达易导致脾胃不和

中医认为，肝主疏泄，喜条达，是调畅全身气机的，肝气条达才能通而不滞、散而不郁。但同时，肝郁则脾虚，肝气郁结了，就会横逆犯脾，脾气本来就虚，又兼肝气所犯，气机郁滞，就会出现运化失常。

生气会导致原本疏通的气机郁滞，无处疏泄的肝经之气会横犯脾胃，从而影响脾胃的运化功能，影响消化。消化系统受到抑制，则会导致食物在胃中存留的时间延长，促进食物发酵而产生气体，出现脘腹胀满、不思饮食等症状。长期受到抑制的状态会引起胃肠抵抗力下降，使其易受到外邪的侵袭而导致胃炎、胃溃疡等病症的发生。

经常听到有人说自己的肚子老是往上反气、腹胀，有时吃完饭还感觉饿，但肚子却是鼓鼓的，吃了一些治疗胃肠疾病的药也不管用。这其实是肝先出问题了，才导致的脾胃不好，因此，在这种情况下，必须先养好肝。肝的问题好了，脾胃才能正常运行。

生气的危害

伤脑

生气时交感神经兴奋，会使脑部出现短暂性脑缺血，引起头晕、头痛等脑供血不足症状。生气时血压应激性升高，也会导致头晕、头疼，严重时血管破裂，引发脑出血。

伤心

生气时，呼吸急促、血管收缩，会使心肌缺血、缺氧，还会伴随心跳加快等表现。如果持续生气或者过度生气，可能诱发冠心病、心梗、心绞痛等心脏病变。

伤肝

生气时人体分泌儿茶酚胺，会使肝细胞内的毒素增加。生气时还会导致肝气郁结，影响毒素代谢，对肝脏损伤很大，可能出现肝部疼痛、肝胆不和等。

伤胃

生气时交感神经兴奋，抑制胃肠蠕动，不利于营养的吸收，常有恶心、呕吐、胃痛等症状，严重时还可能引起胃溃疡。

伤肾

生气发怒时，肾上腺素大量分泌，出现面色苍白、全身无力、四肢发冷、尿道受阻或者失禁。

破坏免疫系统

生气时，大脑会命令身体制造皮质类固醇，这种物质在体内堆积增多会影响免疫细胞的正常功能，导致免疫力下降，使人体患各种疾病的风险增高。

缓和情绪的小方法

方法名称	具体操作
放平心态	人生不如意十有八九，遇到问题，解决问题，如果问题解决不了，那就放下它
情景转移	想要生气时，可以先放下生气的人和事，去做一些让自己开心的事情
心理暗示	当要生气时，在心里默念："别生气，这事不值得。"给自己下不要发火的命令，并一分钟一分钟坚持下去

如何做到脾胃和肝同养

⊙ 爱生闷气的人更容易导致肝郁气滞，此时最好按摩一下肝经上的太冲穴。太冲穴是肝经的原穴，也是人体的"消气穴"。刺激太冲穴能够很好地调动肝经的元气，使肝功能恢复正常。

⊙ 快速取穴：太冲穴在足背，沿第一、第二趾间横纹向足背上推，感到有一凹陷处即是。

⊙ 按摩方法：用大拇指指腹从脚趾向脚跟方向推压。

⊙ 按揉时，从太冲穴揉到行间穴（正坐垂足，足背第一、第二趾缝端凹陷处），效果会更好。

⊙ 如果想要达到疏肝健脾胃的效果，可以找到足三里穴加太冲穴，或者中脘穴加太冲穴，推按以调肝和胃。

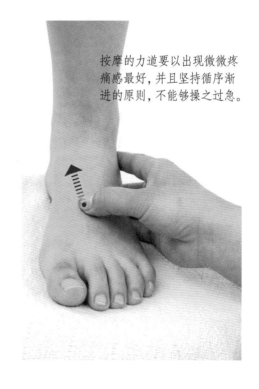

按摩的力道要以出现微微疼痛感最好，并且坚持循序渐进的原则，不能够操之过急。

惊吓、嫉妒引发的胃溃疡

因为前一段时间受到了惊吓，最近吃完饭后总感觉胃里隐隐作痛，去医院检查才知道得了胃溃疡，原来受惊吓还会导致胃溃疡。

部分人在受到惊吓时会引发胃溃疡。在应激状态下，过度的交感神经兴奋导致黏膜缺血后，反射性引起副交感神经兴奋，使黏膜发生充血，进一步造成黏膜损伤和坏死，导致溃疡的形成。

小心被惊吓出的胃溃疡

当人们受到惊吓后，交感神经兴奋，血液中的儿茶酚胺水平增高，使得胃黏膜下层的动脉、静脉开放，原本正常经过胃黏膜毛细血管的血液就会分流到黏膜下层，而不再经过胃黏膜。这样一来，胃黏膜的血流量慢慢减少，就会产生缺血，导致严重的胃黏膜损伤、坏死。同时，在胃蛋白酶和胃酸的作用下，缺血的胃黏膜更容易腐蚀、消化，形成溃疡。长此以往，交感神经兴奋还会引发全身性的副交感神经兴奋，这将加速胃黏膜的损伤、坏死，最终引发胃出血和胃穿孔等并发症。

嫉妒也会伤胃

嫉妒是人们日常生活中常见的心理情绪之一，是对他人的优越地位产生的一种不愉快的情感，如果嫉妒心理长期作祟，就会对身体健康造成严重的危害。

嫉妒能使皮质激素、去甲肾上腺素等激素分泌增多，并易引起人体免疫机能紊乱、大脑功能失调、抗病能力减弱。尤其是嫉妒往往还包含着怨恨、沮丧等情绪，而这些情绪会给胃部等人体脏器带来非常大的危害。

人在嫉妒的时候，情绪一直处在焦虑、愤懑、沮丧的状态。这些状态会导致大脑皮质功能失调，人体各个脏器的功能每况愈下，长期下去就会引发血压不稳，情绪也会越发低落，最终导致食欲下降，诱发胃溃疡。

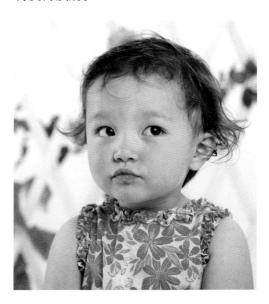

心情不好易引发神经性呕吐

上午遇到一些让人不愉快的事情，中午吃饭时竟然一点都吃不进去，硬逼着自己吃了一点，可是饭后竟然吐了。

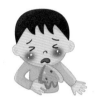

这是典型的神经性呕吐的症状，其指的是一组自发或故意诱发反复呕吐的精神障碍，呕吐物为刚吃进的食物。患此病的女性比男性多见，通常在紧张、心情不好、内心冲突等情况下发生。

心情不好时为什么会呕吐

有些人在紧张、心情不好或者内心有冲突时，会突然出现呕吐的症状。这种呕吐一般都和心理和社会因素有关系，而且常见于以自我为中心、易受暗示、易感情用事的女性的身上。

心理＋药物，综合治疗神经性呕吐

神经性呕吐的治疗需要心理治疗结合药物治疗。

通过讲明与神经性呕吐有关的心理社会性因素，帮助患者理解呕吐的心理学意义，进行针对性的解释、疏导、支持治疗。

采用认知行为疗法、厌恶疗法或阳性强化法等行为治疗方法，也可减少呕吐行为。

药物治疗方面，根据呕吐轻重及检查水电解质、酸碱平衡的结果，进行对症支持治疗，比如，给予维生素、能量合剂等。

如何判断是否患有神经性呕吐

是否患有神经性呕吐，其诊断主要依据以下临床表现。

⊙ 自发的或者故意诱发的反复发生于进食后的呕吐，呕吐物为刚吃进的食物。

⊙ 体重减轻不显著，保持在正常体重值的80%以上。

⊙ 没有怕胖的心理和减轻体重的愿望。

⊙ 这种呕吐几乎每天发生，并至少已经持续一个月。

⊙ 没有导致呕吐的神经和躯体疾病。

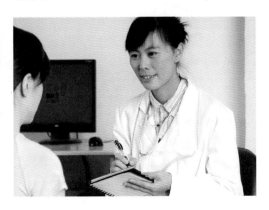

适度哭泣，胃也会轻松很多

遇到棘手、难处理的事情，总是故作坚强，不愿哭，可是时间长了，就会觉得身体不舒服，胃也难受，心里也难受。适度的哭泣其实是一个不错的宣泄方式，当有坏心情时不妨试一试。

心理学家指出，适度哭泣有利于人的身心健康。强忍眼泪只会让心理压力升级，造成负面影响。因此，当人的心里久存压抑而得不到发泄时，哭泣便成了一个很好的宣泄渠道，能够起到减轻精神负担的作用。哭泣在减轻精神负担的同时，也能舒缓胃部的很多不适症状。

"情绪胃"在哭泣中得到舒缓

人在情绪低落时，很容易失眠，这会导致胃的正常生理功能受到影响，从而导致食欲减退。而人因为热量和营养物质的摄入量不足，精神会变得越来越差，甚至出现悲观轻生的念头。此时，哭泣能够舒缓心情，也可以缓解负面情绪对胃的影响。

"小哭怡情，大哭伤身"

正所谓"小哭怡情，大哭伤身"。也就是说，适度哭泣的确能够舒缓胃肠的压力，但是需避免过度悲伤或者号啕大哭，如果悲伤和愤怒情绪得到宣泄之后仍然哭泣，就会伤害身体。

每次哭泣的时间不宜过长，否则也很容易导致胃病。这是因为，长时间哭泣会使情绪陷于悲伤忧愁中，而胃肠消化功能对情绪反应特别灵敏，所以哭泣太久，会直接影响到胃肠功能，导致胃酸分泌减少，消化功能减弱，影响食欲，甚至诱发多种胃病。

哭泣的好处

● 缓解压力：当遇到很大的压力时，哭也是很好的一种宣泄方式，这样可以让压抑的情绪得到释放，压力也会得到有效缓解。

● 愉悦心情：当难过情绪出现时，如果能好好地哭一场，心情会明显好转。因为在哭泣的过程中，情绪得到了充分的宣泄，整个人会感觉到轻松。

● 滋润眼睛：眼泪中含有溶菌酶，这种物质能够杀灭侵害眼睛的部分细菌，减少各种眼病的发生。另外，泪水中还含有大量的水分，具有滋润眼睛的作用。

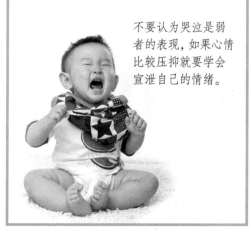

不要认为哭泣是弱者的表现，如果心情比较压抑就要学会宣泄自己的情绪。

心情好，胃病、胃痛都不找

中医认为，乐观是一剂精神"良药"，它能够疏血气、清食滞，对于胃
肠疾病等常见慢性病的疗效尤佳，甚至在一定程度上比用药还管用。心态
好，心情不生病，身体就会更好。

现代医学认为，乐观的情绪能帮助胃病患者消除精神紧张，促使胃在良好的"身
体环境"下规律运动，增加胃肠的主动性蠕动，并正常分泌胃液，以帮助消化，促进胃
病的好转。同时，开朗、乐观的情绪还能减轻胃部疼痛、胃胀等不适感觉，从而增强患
者对治愈常见慢性胃病的信心。

拥有好心情的八大妙招

1

多晒太阳、多运动。晒太阳、跑步、快走等户外活动，是化解不良情绪的行之有效的措施之一。

2

静下心来看本书。还记得书本散发的浓浓墨香吗？还记得手指翻动书页的温柔触感吗？找个时间，冲杯咖啡，再一次回味那种感觉吧！

3

睡觉和听音乐。充足的睡眠有助于克服恶劣情绪，稳心定神。一觉醒来，心情就会好多了。音乐可使大脑产生一种镇静安神的物质，但要注意选择适合自己的音乐。

4

观山水和赏花草。青山绿水，莺歌燕舞，会将你置于美好的情境中，心情便会被"快活化"。花草的颜色和气味，有调节情绪的作用。

5

温水淋浴。温水淋浴能使人放松，促使大脑产生安神的活性分子。不快时，不妨洗洗淋浴，过后定会一身轻松。

6

吃香蕉、橙子、橘子等新鲜水果。香蕉含有一种能帮助大脑产生 5- 羟色胺的物质，可减少不良激素的分泌，使人安静、快乐。橙子和橘子等含维生素 C 的水果，有助于缓解压力。

7

多与人交流。学会与家人、朋友、同事、邻居建立情感连接，经常和他们聊天、倾诉，可丰富自己的情感世界。拥有良好的人际关系，是获得解决问题和调节情绪的好方法。

8

学习一门乐器或者绘画。音乐、绘画会大大提高自我感受世界、感受生活的能力，同时这些兴趣爱好也可以挑战自己，令自己产生自信心和成就感。

大米
健脾和胃、补中益气

玉米
促进胃肠蠕动、健脾益胃

鲢鱼
健脾补气、温中暖胃

西红柿
生津止渴、健胃消食、凉血平肝、清热解毒

茯苓
健脾和胃、利水渗湿、宁心安神

猪肚
补益脾胃

苹果
健脾益胃、生津润燥

羊肉
暖胃除寒、益气补虚

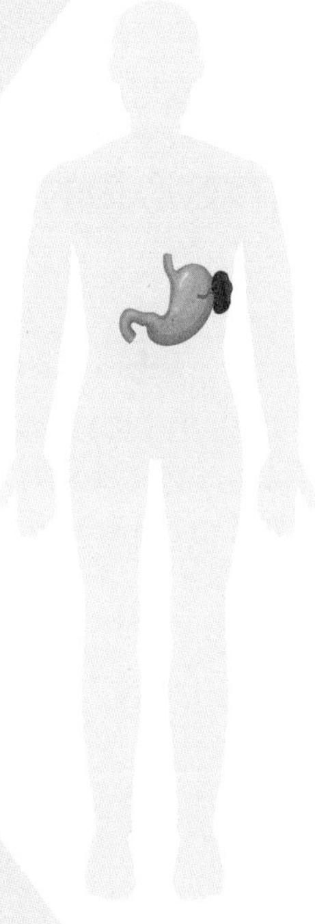

第四章

吃对食物养脾胃

想要全家人的脾胃更健康，吃对食物很重要。食物种类繁多，无论是五谷杂粮，还是蔬菜水果、鸡鸭鱼肉，有健脾胃的，也有伤脾胃的，健脾胃食物可以多吃，伤脾胃食物要少吃。为了全家人的健康，需要认真对待吃这件事，精挑细选好食材，才能够让全家人的脾胃更健康。

五谷杂粮类

小米

性: 凉; 味: 咸; 归经: 胃、脾、肾经。

养脾胃功效:《本草纲目》中说小米"治反胃热痢,煮粥食,益丹田,补虚损,开肠胃"。小米有健脾和中、益肾气、清虚热、利小便的功效。

养脾胃吃法

煮粥

煮至软烂的小米粥可养胃,能补虚损、开肠胃。

面食

小米磨成面,可单独或与其他面粉混合,制成发糕、窝头、饼等。

适合人群

小米健脾益胃,一般人群均可食用,尤其适合胃功能比较弱的人群。需要注意的是,小米性凉,体质虚寒、气滞的人群,小便清长的人不适合过多食用。

养脾胃好方法

● 取小米 100 克,研成细粉,用水和为丸,制成核桃大小。每次取一两个小米丸,用水煮熟,加盐调味。空腹连汤服下。有助消化,清热解毒的作用,适宜不消化,反胃呕逆者食用。

养脾胃食疗方

桂圆小米粥

材料: 小米 80 克,桂圆 50 克,红糖适量。
做法: ①小米淘洗干净,放入清水中浸泡 30 分钟。②桂圆去壳取肉,洗净备用。③小米、桂圆一同放入锅中,注入清水,熬煮成粥,调入红糖即可。

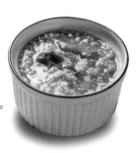

桂圆配小米有助于缓解忧思过度导致的脾气损伤。

养脾胃的食材搭配

⊙ 红糖 + 小米: 红糖益气补血,小米健脾胃,二者搭配可补益气血、健脾和胃。

⊙ 大米 + 小米: 二者搭配,可提高营养价值,提升养脾胃的效果。

大米

性: 平; 味: 甘; 归经: 脾、胃、肺经。

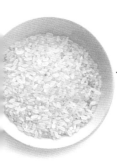

养脾胃功效: 大米有健脾和胃、补中益气的作用。大米能够提供大量碳水化合物, 碳水化合物进入人体后可提供能量, 增强肠道功能。碳水化合物中的糖和蛋白多糖有润滑作用, 可促进胃肠蠕动。

养脾胃吃法

煮粥

用大米煮粥或者搭配小米、玉米等煮杂粮粥, 都是很好的养脾和胃的吃法。

米糊

可以将大米磨成粉后煮成米糊, 米糊更容易消化, 特别适合消化功能不好的胃肠道疾病患者食用。

适合人群

适宜病后脾胃功能虚弱的人食用, 老人、小孩、上班族和便秘人群可适当多吃一些大米粥。需要注意的是糖尿病患者不宜多吃。

每 100 克中营养素含量

营养成分	含量	同类食物含量比较
碳水化合物	77.2 克	高
蛋白质	7.9 克	中
脂肪	0.9 克	低
膳食纤维(不溶性)	0.6 克	低

养脾胃食疗方

三米粥

材料: 小米 50 克, 玉米楂、大米各 30 克, 白糖适量。

做法: ①将小米、玉米楂、大米分别洗净。②将所有材料放入锅中, 加入适量清水, 煮至粥稠米烂时, 加入适量白糖调味即可。

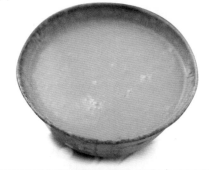

养脾胃的食材搭配

⊙ 山药 + 大米: 大米可平和五脏, 山药健脾补肾, 二者搭配健脾益肾, 养胃助消化。

⊙ 白萝卜 + 大米: 大米健脾和胃, 白萝卜可促进胃肠蠕动, 二者搭配更利于消化, 减轻脾胃负担。

薏米

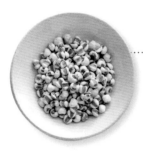

性: 微寒; 味: 甘、淡; 归经: 脾、肺、胃经。

养脾胃功效: 薏米能够祛湿利水, 而且药性平和。能够健脾除湿、开胃宽肠, 增强脾胃虚弱人群的食欲。

养脾胃吃法

煮粥

单独煮粥, 或者和百合、山药、雪梨、大米、大枣等搭配煮粥。

煲汤

和冬瓜、白果、玉米须或者排骨等食材一同煲汤, 健脾祛湿、养胃清热的效果更好。

适合人群

适合湿气较重的人食用; 老人、妇女、儿童也可以食用。需要注意的是便秘者不宜食用; 滑精、小便多的人群也不宜食用。

每 100 克中营养素含量

营养成分	含量	同类食物含量比较
碳水化合物	71.1 克	高
蛋白质	12.8 克	高
膳食纤维(不溶性)	2.0 克	中
钙	42.0 毫克	中

养脾胃食疗方

薏米鸭肉煲

材料: 鸭肉 100 克, 薏米 50 克, 姜片、葱段、料酒、盐各适量。

做法: ①鸭肉洗净, 切块; 薏米洗净, 浸泡 2 小时。②将薏米、鸭块、姜片、葱段、料酒同放入锅内, 加清水, 煲至鸭块、薏米熟烂, 调入盐即可。

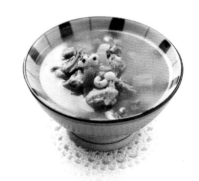

养脾胃的食材搭配

⊙ 红豆 + 薏米: 薏米祛湿痹、利肠胃、消水肿; 红豆也有健脾胃、消水肿的功效, 搭配煮粥可治湿邪。

⊙ 板栗 + 薏米: 薏米健脾利湿, 板栗养胃健脾, 二者搭配补益脾胃的效果更显著。

玉米

性: 平; 味: 甘; 归经: 胃、大肠经。

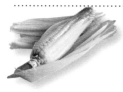

养脾胃功效: 玉米中的维生素 B_6、维生素 B_3 等成分, 可促进胃肠蠕动, 预防便秘、肠炎、肠癌等。此外, 玉米还有健脾益胃的功效。

养脾胃吃法

鲜玉米蒸或煮

蒸或者煮着吃, 都清香可口, 健脾益胃。

玉米面

可做成窝头、饼, 做时加点小苏打, 色香味俱佳。玉米中所含的维生素 B_3 也更利于人体吸收。

适合人群

适宜便秘、消化不良、高血压、高脂血症、糖尿病、动脉硬化及癌症患者食用。需要注意的是尿失禁的患者应当少吃。

养脾胃食疗方

玉米南瓜饼

材料: 玉米面 150 克, 南瓜 300 克, 盐、葱花各适量。

做法: ①南瓜去皮、去瓤, 洗净后切成细丝, 放入盆内, 加入玉米面、葱花、盐和适量水, 拌匀成稀糊状。②平底锅放入少许油烧热, 用勺盛糊入锅内, 摊成饼, 烙至色黄, 翻过来再烙, 至两面全熟出锅即可。

每 100 克中营养素含量

营养成分	含量	同类食物含量比较
碳水化合物	22.8 克	低
蛋白质	4.0 克	低
膳食纤维 (不溶性)	2.9 克	中
维生素 B_3	1.8 毫克	高

养脾胃的食材搭配

⊙ 排骨 + 玉米: 和排骨相比, 玉米中蛋白质的赖氨酸、色氨酸、蛋氨酸含量不足, 两者搭配能够起到营养互补的作用。

⊙ 南瓜 + 玉米: 玉米搭配南瓜有健脾益气、降糖的功效, 适合慢性胃炎患者食用, 可以做成饼。

南瓜煮熟后质地又细又软, 十分容易消化。

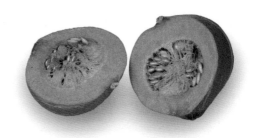

荞麦

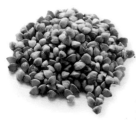

性: 寒; 味: 甘、微酸; 归经: 脾、胃、大肠经。

养脾胃功效: 荞麦中的膳食纤维含量高, 能促进胃肠蠕动, 预防便秘, 有消积、化食、下气的作用。

养脾胃吃法

煮粥

可与大米、桂圆、香菇、萝卜、羊肉等搭配煮粥。

磨粉

磨粉后制成面条、烙饼、面包、糕点等风味食品, 也是养胃的好选择。

酿酒

以荞麦酿酒, 酒色清澈, 适量饮用有强身健体的作用。

适合人群

适合便秘、高血压、高脂血症、冠心病、糖尿病等患者食用。需要注意的是, 脾胃虚寒、消化功能不佳, 以及经常腹泻的患者不宜食用。

养脾胃食疗方

荞麦粥

材料: 荞麦 50 克, 大米 25 克。

做法: ①荞麦淘洗干净, 浸泡 2 小时; 大米洗净。②锅置火上, 加入适量水煮沸, 放入荞麦、大米, 大火烧开后, 转小火熬成粥即可。

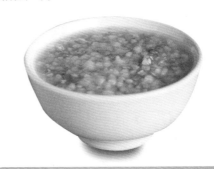

每 100 克中营养素含量

营养成分	含量	同类食物含量比较
碳水化合物	73.0 克	高
蛋白质	9.3 克	中
膳食纤维(不溶性)	6.5 克	中
镁	258.0 毫克	高

养脾胃的食材搭配

⊙ 羊肉 + 荞麦: 羊肉和荞麦都是养胃佳品, 二者可寒热互补, 适宜同食。

⊙ 大米 + 荞麦: 荞麦具有消积化滞的功效, 与大米一同搭配, 熬煮出浓浓的香粥, 可补脾胃, 促进消化吸收。

板栗

性: 平; 味: 甘、微咸; 归经: 脾、肾经。

养脾胃功效: 板栗中含有较多的可溶性膳食纤维, 养胃健脾、补肾强筋, 适用于脾胃虚寒引起的慢性腹泻等症。

养脾胃吃法

做糕饼

将板栗仁蒸熟、磨粉, 制成糕饼, 有增加食欲、调理脾胃的作用。

煮粥

与大米同熬粥, 有利于脾胃虚寒所致的慢性腹泻患者早日康复。

煲汤

在炖鸡汤、排骨汤时加点板栗, 既营养又美味。

适合人群

一般人均可食用, 尤其适合脾胃虚弱、小便频多者及气管炎咳喘者。需要注意的是, 消化不良、便秘的人群不宜多吃。

每 100 克中营养素含量

营养成分	含量	同类食物含量比较
碳水化合物	42.2 克	高
膳食纤维 (不溶性)	1.7 克	低
蛋白质	4.2 克	中
维生素 A (总)	16.0 微克	中

养脾胃食疗方

桂花板栗粥

材料: 板栗 50 克, 糯米 40 克, 糖桂花 25 克, 葱花、枸杞子各适量。

做法: ①板栗煮熟去壳, 切碎。②将糯米淘洗干净, 放入锅中, 加适量清水, 置火上烧开。③加入板栗, 与糯米一同煮成粥, 再调入糖桂花、葱花、枸杞子, 调匀稍煮即可。

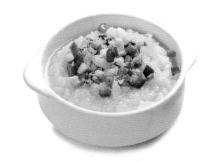

养脾胃的食材搭配

⊙ 南瓜 + 板栗: 板栗补脾健胃, 与南瓜一起搭配食用, 可起到养胃、健脾、补肾的作用。

⊙ 桂花 + 板栗: 两者搭配有生津化痰、散寒暖胃、止痛的作用, 煮成粥每天吃一点对胃溃疡有辅助治疗的作用。

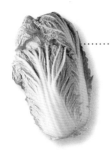

蔬菜类

白菜

性: 平; 味: 甘; 归经: 胃经。

养脾胃功效: 白菜所含膳食纤维有利于胃肠道蠕动和废物的排出, 可有效抑制癌细胞的生长和扩散, 预防肠癌。

养脾胃吃法

熟食

 炒、烩、熘、炖、做汤、做馅均可。

凉拌

 切丝, 加少许醋、盐凉拌, 清新爽口, 提升食欲, 同时富含维生素。

适合人群

 一般人均可食用。尤其适合便秘、伤风感冒、肺热咳嗽、咽喉发炎、腹胀及发热者食用。需要注意的是, 寒性体质、慢性胃肠炎患者不宜生食。

养脾胃好方法

● 大白菜汁: 大白菜捣烂绞汁 200 毫升, 略加温后于饭前饮服, 每日 2 次。能够调养消化道, 对于消化道溃疡出血有一定的缓解作用。

养脾胃的食材搭配

⊙ 奶酪 + 白菜: 二者含有丰富的钙和磷, 搭配食用可预防骨质疏松与肌肉抽筋等。

养脾胃食疗方

清炒大白菜

材料: 大白菜 300 克, 蒜末、盐各适量。

做法: ①大白菜洗净、切丝。②油锅烧热, 放入蒜末、白菜, 煸炒出香味, 加盐调味即可。

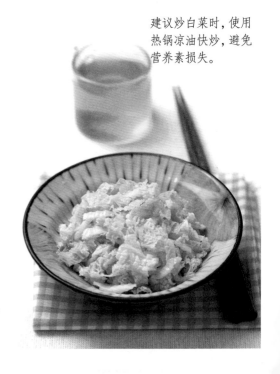

建议炒白菜时, 使用热锅凉油快炒, 避免营养素损失。

土豆

性: 平; 味: 甘。

养脾胃功效: 土豆中富含膳食纤维, 可促进胃肠的蠕动。且胃肠对土豆的消化吸收较慢, 更容易令人产生饱腹感, 有助于控制饮食。

养脾胃吃法

做主食

蒸、煮食用, 可代替主食, 但一定要去皮, 发芽、变绿的土豆不可食用。

做菜肴

凉拌、炒、熘、炖、做汤都可以。

适合人群

一般人群均可食用, 尤其适宜便秘、慢性胃炎患者食用。需要注意的是, 糖尿病患者不宜食用过多。

养脾胃食疗方

醋熘土豆丝

材料: 土豆 300 克, 醋、葱花、姜丝、盐各适量。

做法: ①土豆削皮, 切丝, 放入凉水中浸泡 5 分钟, 捞出控水。②锅置火上, 放油烧热, 先放入姜丝、葱花炒香, 随即放入土豆丝翻炒至八分熟, 再放入醋、盐炒熟, 再撒葱花点缀即可。

每 100 克中营养素含量

营养成分	含量	同类食物含量比较
碳水化合物	17.8 克	低
蛋白质	2.6 克	低
脂肪	0.2 克	低
钾	347.0 毫克	中

养脾胃的食材搭配

⊙ 猪肉 + 土豆: 猪肉和土豆搭配食用, 有助于土豆中糖类的代谢, 能够促进消化, 改善胃肠功能。

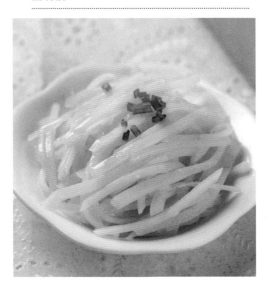

西蓝花

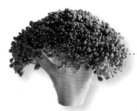

西蓝花又被称为绿花菜，生长习性和甘蓝相似。

养脾胃功效：西蓝花有补脾胃、健筋骨功效，其维生素 C 含量很高，可有效保护胃肠，提高人体免疫力。

养脾胃吃法

凉拌

　　焯水后的西蓝花很适宜凉拌，这样既能够保持颜色鲜艳，孩子喜欢，又不会流失太多营养。

炒食

　　大火快炒能够尽可能多地保留住西蓝花中的维生素。

适合人群

　　一般人群均可食用，肾精不足的人适合食用。需要注意的是，尿路结石者不适宜食用西蓝花。

养脾胃食疗方

双色菜花

材料：菜花、西蓝花各 200 克，蒜蓉、盐、水淀粉各适量。

做法：①菜花、西蓝花均洗净，切小块。②菜花与西蓝花在开水中焯一下。③油锅烧热，放入菜花与西蓝花翻炒，加蒜蓉、盐调味，用水淀粉勾薄芡即可。

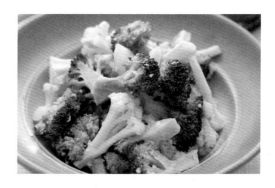

养脾胃的食材搭配

⊙ 香菇 + 西蓝花：西蓝花和香菇搭配食用，有利肠胃、壮筋骨、降血脂的作用。

⊙ 西红柿 + 西蓝花：两者搭配，易消化吸收，适宜中老年人、小孩和脾胃虚弱、消化功能不强的人食用。

每100克中营养素含量		
营养成分	含量	同类食物含量比较
碳水化合物	3.7 克	低
蛋白质	3.5 克	中
维生素 C	56.0 毫克	高
胡萝卜素	151.0 微克	低

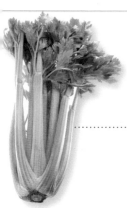

芹菜

性: 凉; 味: 甘、辛、微苦; 归经: 肺、胃、肝经。

养 脾胃功效: 芹菜能刺激胃肠蠕动, 润肠通便。老年人、身体虚弱及内热烦躁者都可以用芹菜来调养身体。

养脾胃吃法

吃茎

芹菜的茎是其主要食用部分, 可以炒食、做馅, 焯烫后凉拌或者榨汁也是比较不错的选择。

吃叶

芹菜叶的营养比芹菜茎更丰富, 可以做馅、做汤、凉拌等。

适合人群

一般人群均可食用, 尤其适合食欲缺乏、便秘以及经常失眠、头痛的人。需要注意的是, 脾胃虚寒者, 经常腹泻者谨慎食用。

每 100 克中营养素含量

营养成分	含量	同类食物含量比较
碳水化合物	4.5 克	低
膳食纤维(不溶性)	1.2 克	中
脂肪	0.2 克	低
维生素 C	8.0 毫克	低

养脾胃食疗方

芹菜炒香菇

材料: 芹菜 150 克, 香菇 100 克, 醋、淀粉、盐各适量。

做法: ①芹菜去叶、根, 洗净, 切段; 香菇洗净, 切片。②醋、淀粉加水, 兑成芡汁。③油锅烧热, 放入芹菜翻炒 2 分钟, 放入香菇, 炒至食材全熟, 加盐, 淋入芡汁速炒起锅即可。

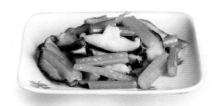

养脾胃的食材搭配

⊙ 核桃仁 + 芹菜: 芹菜和核桃仁都有润肠通便的功效, 搭配食用可预防便秘, 还可排毒美容。

⊙ 花生 + 芹菜: 芹菜平肝、降压, 花生润肺, 两者搭配还有清热解毒、补脑益智的功效。

⊙ 香菇 + 芹菜: 香菇有补肝肾、健脾胃的功效, 两者搭配, 可益胃和中, 化痰理气。

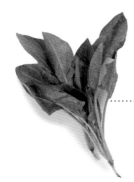

菠菜

性: 平; 味: 甘; 归经: 大肠、小肠、肝、胃经。

养脾胃功效：菠菜富含胡萝卜素，可参与胃内上皮组织的正常代谢，保护胃黏膜，对胃溃疡有一定预防和辅助食疗作用。

养脾胃吃法

凉拌

　　先用开水将菠菜焯一下，再配上花生、粉丝等凉拌食用。

做汤

　　菠菜配上虾米、鸭血、粉丝等做成汤，既可补血，又能养脾胃。

适合人群

　　一般人群均可食用，特别适合老、幼、病、弱人群食用。需要注意的是，胃肠虚寒、腹泻者少吃。肾炎、肾结石患者不可食用。

养脾胃食疗方

菠菜粉丝汤

材料：菠菜300克,粉丝30克,虾米、姜片、生抽、盐各适量。

做法：①菠菜、虾米分别洗净，粉丝用清水浸软。②锅中注水烧开，加入姜片、粉丝、菠菜，待煮沸后加入适量生抽和虾米。③关火，加入盐调味即可。

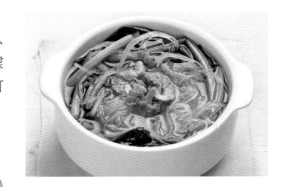

养脾胃的食材搭配

⊙ 生姜＋菠菜：菠菜能促进胰岛素的分泌，降低血糖，姜中的姜酮醇成分能够缓解血压升高。

⊙ 粉丝＋菠菜：两者搭配有清肝和胃、润燥的作用，适宜食欲缺乏、便秘的人群食用。

每100克中营养素含量		
营养成分	含量	同类食物含量比较
膳食纤维（不溶性）	1.7 克	中
维生素 C	32.0 毫克	中
脂肪	0.3 克	低
胡萝卜素	2 920.0 微克	高

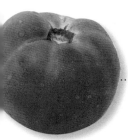

西红柿

性：微寒；味：甘、酸。

养脾胃功效：西红柿具有生津止渴、健胃消食、凉血平肝、清热解毒的功效。

养脾胃吃法

生食

西红柿可以当作水果食用，也可以凉拌或者榨汁。

熟食

西红柿可炒、可做汤，但是不宜久烹久煮。

适合人群

适宜口渴、食欲不振、经常牙龈出血的人群食用。需要注意的是，急性肠炎、溃疡活动期患者不宜食用。

养脾胃食疗方

西红柿豆腐汤

材料：西红柿 2 个，豆腐 150 克，盐适量。

做法：①豆腐洗净，切块；西红柿洗净，切片。②油锅烧热，放入豆腐块，小火煎至微黄，取出。③放入西红柿片，翻炒，加入煎好的豆腐块，倒入适量水烧开，加盐调味即可。

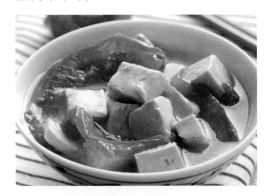

养脾胃的食材搭配

⊙ 鸡蛋＋西红柿：鸡蛋营养多样，搭配西红柿营养素更均衡，适合不同年龄段的人群食用。

⊙ 豆腐＋西红柿：西红柿生津止渴、健胃消食，豆腐生津润燥、清热解毒。

每 100 克中营养素含量

营养成分	含量	同类食物含量比较
水分	95.2 克	高
脂肪	0.2 克	低
胡萝卜素	375.0 微克	中
蛋白质	0.9 克	低

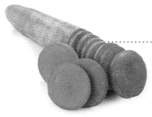

胡萝卜

性: 平; 味: 甘、辛; 归经: 脾、肝、肺经。

养脾胃功效: 胡萝卜可补中益气、健胃消食、壮元阳、安五脏。胡萝卜中丰富的膳食纤维具有吸水性, 进入肠道后体积膨胀, 从而刺激肠道蠕动, 可宽肠、通便。

养脾胃吃法

煮粥

可与大米、小米、羊肉、玉米等搭配煮粥。

煲汤

与猪肉、牛肉、羊肉等一起煲汤, 色、香、味、营养俱全。

适合人群

一般人群均可食用。适宜便秘、癌症、高血压、夜盲症、眼干燥症及皮肤粗糙者食用。需要注意的是, 体弱气虚者不宜多食, 女性吃胡萝卜过多, 易引起月经不调, 应适量食用。

每 100 克中营养素含量		
营养成分	含量	同类食物含量比较
碳水化合物	8.8 克	低
膳食纤维(不溶性)	1.1 克	中
脂肪	0.2 克	低
胡萝卜素	4.1 毫克	高
维生素 C	13.0 毫克	中

养脾胃食疗方

胡萝卜小米粥

材料: 胡萝卜、小米各 100 克。

做法: ①胡萝卜洗净, 切小丁; 小米洗净。②锅中放入胡萝卜和小米, 加清水煮沸, 转小火煮至胡萝卜绵软, 小米开花即可。

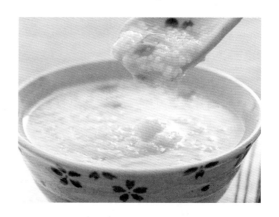

养脾胃的食材搭配

⊙ 苦瓜 + 胡萝卜: 均有滋阴润燥功效, 二者搭配效果更佳, 可以缓解便秘症状。

⊙ 小米 + 胡萝卜: 小米含多种维生素, 营养价值很高, 具有补血、健脑的功效, 适宜身体虚弱的胃下垂患者食用。

油菜

性: 平; 味: 辛、甘; 归经: 肝、脾、肺经。

养脾胃功效: 油菜中含有大量膳食纤维, 能促进胃肠道蠕动, 缩短粪便在肠道内的停留时间, 可防治便秘、预防肠癌。

养脾胃吃法

做菜

拌、炒、烧、炝、扒等方法都可用于油菜的烹调。

煮粥

将油菜洗净, 切段或切碎, 放入大米或小米一同熬煮, 也是适合油菜的一种烹调方式。

适合人群

一般人群均可食用。便秘、口腔溃疡、牙龈出血、牙齿松动、瘀血腹痛、癌症等患者宜食。需要注意的是, 脾胃虚寒者不宜多吃。孕早期妇女, 眼病、小儿麻疹后期、疥疮等患者慎食。

每 100 克中营养素含量		
营养成分	含量	同类食物含量比较
蛋白质	1.3 克	低
胡萝卜素	1 083.0 微克	中
钙	148.0 毫克	高
铁	0.9 毫克	中

养脾胃食疗方

油菜粥

材料: 大米 30 克, 油菜叶 5 片, 盐适量。

做法: ①大米洗净, 放入锅中, 加水煮至米熟烂。②油菜叶洗净, 切小段。③油菜放入粥中, 再煮 5 分钟, 加盐调味即可。

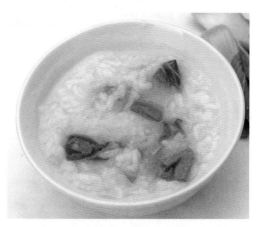

养脾胃的食材搭配

⊙ 豆腐 + 油菜: 膳食纤维与植物蛋白质相结合, 有生津润燥、清热解毒、润肺止咳的功效。

⊙ 香菇 + 油菜: 可缩短食物在胃肠道的停留时间, 促进代谢, 缓解便秘症状。

莴笋

性: 凉; 味: 苦、甘; 归经: 胃、小肠经。

养脾胃功效: 莴笋中的乳状浆液可刺激胃液、消化腺及胆汁的分泌, 增强消化系统功能, 对消化功能减弱、胃酸减少及便秘患者有一定的食疗功效。

养脾胃吃法

莴笋茎

茎是莴笋的主干部分, 可拌、炒、烧、焖、做汤食用。

莴笋叶

莴笋叶可凉拌、清炒, 也是做汤的好材料。

适合人群

适宜食欲缺乏、便秘、高血压、心脏病、缺铁性贫血患者食用。需要注意的是, 寒性体质者及脾胃虚寒、痛风、泌尿道结石、眼疾患者不宜食用, 产妇不宜生吃。

养脾胃的食材搭配

⊙ 木耳 + 莴笋: 二者搭配可润肠通便、清除肠道杂物, 尤其适合高血压、高血脂患者食用。

⊙ 蒜苗 + 莴笋: 莴笋利五脏、健筋骨, 蒜苗解毒杀菌, 二者一起吃, 对高血压、糖尿病有一定的缓解作用。

⊙ 大米 + 莴笋: 能清湿热, 经常食用大米与莴笋可改善胃火上炎引起的口臭、口腔溃疡。

养脾胃食疗方

莴笋炒口蘑

材料: 莴笋 200 克, 胡萝卜半根, 口蘑 200 克, 盐适量。

做法: ①莴笋、胡萝卜均洗净, 去皮, 切条; 口蘑洗净, 切片。②油锅烧热, 放入莴笋、胡萝卜煸炒, 再放入口蘑, 快速煸炒, 加适量水焖煮一会儿, 加盐调味即可。

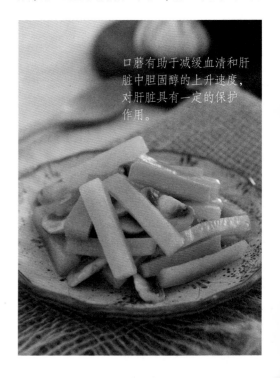

口蘑有助于减缓血清和肝脏中胆固醇的上升速度, 对肝脏具有一定的保护作用。

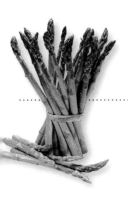

芦笋

性：寒；味：甘。

养脾胃功效：芦笋所含膳食纤维柔软可口，能增进食欲，帮助消化。芦笋中富含的硒元素，可阻止癌细胞分裂与生长，对食管癌有一定的预防和辅助治疗作用。

养脾胃吃法

做菜

炒、煮、炖或凉拌都是烹制芦笋的好方法，可搭配虾仁、牛肉等一起烹制。

适合人群

一般人群均可食用。尤其适合营养不良、便秘、贫血、肥胖、高血压、高脂血症、癌症等患者食用。需要注意的是，脾胃虚寒、痛风患者不宜食用。

养脾胃的食材搭配

⊙ 苦瓜＋芦笋：苦瓜与芦笋搭配食用，能使皮肤恢复血色，对治疗贫血、消除疲劳有一定帮助。

⊙ 百合＋芦笋：芦笋能和胃止呕、解毒，百合可除痞满，利二便，二者搭配能保护胃黏膜，对慢性胃炎有一定的食疗作用。

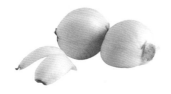

养脾胃食疗方

芦笋炒百合

材料：芦笋 1 把，百合 1 个，盐适量。

做法：①芦笋洗净，去除根部，切斜刀；百合将头和根部切掉，洗净。②芦笋放入开水中烫一下，捞出。③油锅烧热，放入百合翻炒，再倒入芦笋翻炒至熟，加盐调味即可。

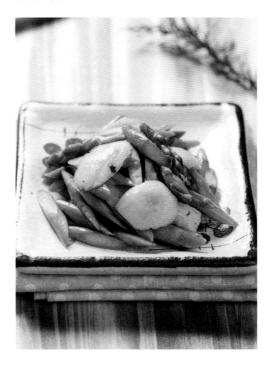

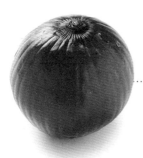

洋葱

性：温；味：辛、甘。

养脾胃功效：洋葱含有大蒜素，有浓郁的香气，加工时因气味刺鼻而常使人流泪。正是这特殊气味可刺激胃酸分泌，增进食欲。

养脾胃吃法

白皮洋葱

　　肉质柔嫩，水分和甜度皆高，比较适合生食、烘烤和炖煮。

黄皮洋葱

　　味甜，口感柔嫩，适合生吃。

紫皮洋葱

　　辛辣味强，适合炒食或做沙拉。

适合人群

　　一般人群均可食用。消化不良、饮食减少、胃酸不足者宜常食。需要注意的是，皮肤瘙痒性疾病、眼疾、胃炎、胃溃疡患者不宜食用，热病患者谨慎食用。

每100克中营养素含量

营养成分	含量	同类食物含量比较
蛋白质	1.1克	低
膳食纤维（不溶性）	0.9克	低
钾	147.0毫克	低
硒	0.9微克	中

养脾胃食疗方

洋葱牛肉丝

材料：洋葱、牛肉各150克，料酒、盐、蒜片各适量。

做法：①牛肉洗净，去筋，切丝；洋葱洗净，切丝。②将牛肉丝用料酒、盐腌15分钟。③热锅，加油烧热，放入牛肉丝快火煸炒，再放入蒜片，待牛肉炒出香味后加入盐，放入洋葱丝略炒即可。

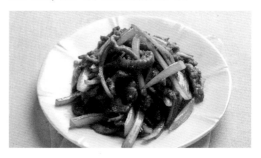

养脾胃的食材搭配

⊙ 瘦猪肉＋洋葱：洋葱能刺激食欲、降脂降糖，与滋阴润燥的猪肉搭配，效果更好。

⊙ 牛肉＋洋葱：洋葱具有散寒健胃的功效，经常搭配富含蛋白质的牛肉食用还能稳定血压，更适合胃酸不足的人群。

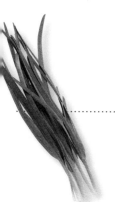

韭菜

性: 温; 味: 辛; 归经: 肾、胃、肺、肝经。

养脾胃功效: 韭菜既能温脾胃, 也能助肾阳, 属于温热食物。韭菜的膳食纤维含量很高, 能促进胃肠蠕动, 改善便秘症状, 因此也被叫作"洗肠草"。

养脾胃吃法

做馅

将韭菜切成末, 搭配上虾仁、鸡蛋、猪肉等, 用来做饺子、包子、馅饼等。

炒菜

以韭菜为主料, 炒鸡蛋、鱿鱼、虾仁等, 都是补肾养胃的美味。

适合人群

一般人群均可食用, 尤其适合便秘者、寒性体质者, 男子阳痿、女子痛经者。需要注意的是, 韭菜多吃不易消化, 且容易上火。消化不好、肠胃功能弱及眼疾、胃病患者不宜过多食用。

养脾胃食疗方

韭菜炒虾仁

材料: 韭菜 200 克, 虾仁 50 克, 姜片、盐各适量。

做法: ①虾仁洗净; 韭菜洗净, 切成段。②油锅烧热, 放入姜片炒香, 倒入虾仁, 煸炒出香味, 倒入韭菜, 加盐调味即可。

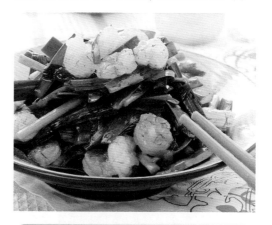

每 100 克中营养素含量

营养成分	含量	同类食物含量比较
蛋白质	2.4 克	低
胡萝卜素	1 596.0 微克	高
脂肪	0.4 克	低
镁	24.0 毫克	中

养脾胃的食材搭配

⊙ 鸡蛋 + 韭菜: 韭菜温补肝肾、助阳固精, 鸡蛋养心安神、滋阴润燥, 二者搭配可补肾行气。

⊙ 核桃仁 + 韭菜: 韭菜富含膳食纤维, 核桃仁补肾壮阳, 二者搭配适合大便秘结者食用。

白萝卜

性：凉（熟者性平）；味：甘、辛（熟者味甘）；归经：肺、脾、胃、大肠经。

养脾胃功效：具有下气宽中、消食化滞功效，能舒畅滞气，调和脾胃，改善脾胃气滞所导致的腹胀、消化不良等问题。

养脾胃吃法

煲汤

搭配羊肉、排骨等做成的萝卜汤，既养胃又好吃。

做菜或馅

炒、炖、烧、蒸、做馅都可以，但白萝卜不宜生吃，生吃会刺激胃黏膜。

适合人群

一般人群均可食用。有食欲缺乏、腹胀、呕吐的人，以及呼吸道疾病、肾结石者宜常食。需要注意的是，白萝卜性凉，脾胃虚寒型慢性胃炎、胃溃疡患者不宜生食。

每100克中营养素含量		
营养成分	含量	同类食物含量比较
水分	94.6克	高
脂肪	0.1克	低
维生素C	19.0毫克	中
镁	12.0毫克	低
钙	47.0毫克	中

养脾胃食疗方

白萝卜海带汤

材料：海带50克，白萝卜100克，盐适量。

做法：①海带洗净，切丝；白萝卜洗净，去皮，切丝。②锅中放入海带丝、白萝卜丝，加水，大火煮沸，转小火煮至海带熟透，出锅前加盐调味即可。

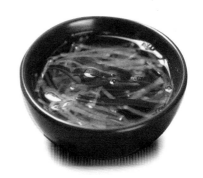

养脾胃的食材搭配

⊙ 豆腐＋白萝卜：豆腐多吃会引起消化不良，但白萝卜的助消化功能很强，若与豆腐伴食，有助于人体吸收豆腐的营养。

⊙ 猪肉＋白萝卜：猪肉和白萝卜二者搭配，具有健脾润肤、健胃消食、利尿等功效。

木耳

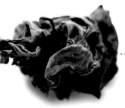

性: 平; 味: 甘; 归经: 肺、脾、大肠、肝经。

养脾胃功效: 木耳营养丰富, 含有多种微量元素。木耳中还含有植物碱、活性酶、胶质等成分, 有清胃涤肠的作用。

养脾胃吃法

做菜

可搭配鸡蛋、白菜、莴笋等, 或凉拌或热炒, 做成多种美味菜肴。

煲汤

搭配豆芽、猪血、玉米、豆腐、西红柿等, 可做成多种汤品。

煮粥

以木耳为配料煮粥, 既可补血又能养胃。

适合人群

一般人群均可食用, 尤其适合肺虚久咳、肾阴虚的人食用。需要注意的是, 腹泻的人、尿酸高和慢性肾功能不全者不适宜多吃。

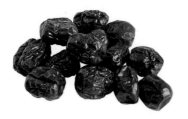

养脾胃食疗方

木耳粥

材料: 水发木耳 100 克, 大米 50 克, 大枣 5 个, 冰糖适量。

做法: ①木耳洗净, 切碎; 大枣洗净, 去核。②锅中加水, 先将大米、大枣同煮, 待煮至五成熟时, 加入木耳、冰糖, 煮成粥即可。

每 100 克中营养素含量		
营养成分	含量	同类食物含量比较
碳水化合物	6.0 克	中
蛋白质	1.5 克	中
脂肪	0.2 克	低
铁	5.5 毫克	低

养脾胃的食材搭配

⊙ 大米 + 木耳: 大米搭配木耳煮粥有润肺解毒生津、滋阴养胃的作用, 适合慢性胃炎患者食用。

⊙ 大枣 + 木耳: 木耳滋阴补肾、补气活血; 大枣补血养血。二者搭配食用可以补血。

南瓜

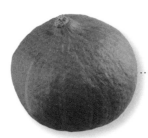

性: 平; 味: 甘; 归经: 脾、胃、肺经。

养脾胃功效: 南瓜具有补中益气、健脾暖胃的功效, 适合脾胃虚弱的人食用, 还可以促进胃肠蠕动, 帮助食物消化。

养脾胃吃法

煮粥

与小米、大米等搭配煮粥, 既营养丰富又润肠养胃。

做饼

可将南瓜蒸熟, 搭配玉米面、糯米粉等做成南瓜饼食用。

炖汤

与牛肉、紫菜等搭配, 炖成南瓜汤食用, 也是不错的选择。

适合人群

老年人经常食用南瓜, 对防治便秘有很好的疗效。肥胖者及糖尿病、前列腺炎患者宜食。需要注意的是气滞腹胀、腹痛者, 患有脚气病、黄疸病的患者不宜食用南瓜。

养脾胃食疗方

小米南瓜粥

材料: 小米 100 克, 南瓜 300 克。

做法: ①将南瓜洗净, 去皮, 切块; 小米洗净, 浸泡 20 分钟。②锅中放入小米, 加适量水, 熬煮 30 分钟; 把南瓜块放进锅里煮 15 分钟即可。

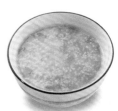

脾胃虚弱的患者可以适当食用小米, 有助于缓解食欲不振、腹胀等情况。

每 100 克中营养素含量

营养成分	含量	同类食物含量比较
碳水化合物	5.3 克	低
膳食纤维 (不溶性)	0.8 克	低
脂肪	0.1 克	低
胡萝卜素	890 微克	中

养脾胃的食材搭配

⊙ 虾皮 + 南瓜: 二者搭配, 再加点紫菜, 有护肝、补肾、强体的功效, 适宜肝肾功能不全者食用。

⊙ 小米 + 南瓜: 南瓜同小米煮粥, 能够补中益气、保护胃黏膜, 还能够促进溃疡愈合, 是胃溃疡患者的补益佳品。

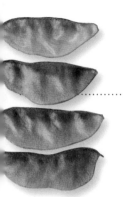

扁豆

性：平；味：甘、淡；归经：脾、胃经。

养脾胃功效：扁豆具有健脾化湿的功效，适用于脾虚泄泻诸证。研究表明，扁豆对痢疾有抑制作用，对部分食物中毒引起的呕吐、急性胃肠炎有解毒作用。

养脾胃吃法

做馅

扁豆的成熟豆粒可煮熟后食用或做成豆沙馅，包包子或做糕点。

做菜

无论是水焯、干煸还是过油，用扁豆做菜都必须做到十分熟，否则易中毒。

适合人群

一般人群均可食用。脾胃虚弱、食欲缺乏、小儿疳积患者宜常食。需要注意的是溶血体质者、疟疾患者不宜食用。

养脾胃食疗方

香菇烩扁豆

材料：香菇、冬笋各 25 克，扁豆 100 克，葱花、姜末、盐各适量。

做法：①香菇、冬笋洗净，香菇切片，冬笋切丝；扁豆洗净，切段，焯水后捞出。②油锅烧热，放入葱花、姜末煸炒炝锅，炒香后下香菇、冬笋、扁豆，翻炒至食材熟烂，加盐调味即可。

每 100 克中营养素含量

营养成分	含量	同类食物含量比较
碳水化合物	7.4 克	中
膳食纤维（不溶性）	3.9 克	高
脂肪	0.2 克	低
钾	163.0 毫克	中

养脾胃的食材搭配

⊙ 豆腐 + 扁豆：豆腐可清热解毒、生津润燥，扁豆润肤、明目，搭配食用，清热明目的效果更显著。

⊙ 香菇 + 扁豆：香菇搭配扁豆有健脾和中、通利胃肠、消食化积的功效，非常适合脾虚湿滞型患者食用。

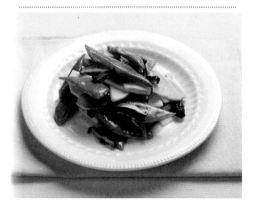

豌豆

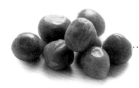

性: 平; 味: 甘; 归经: 脾、胃经。

养 脾胃功效: 豌豆具有调和脾胃、和中下气、利小便、解疮毒、除呃逆等功效, 适用于湿浊内停的呃逆、呕吐、腹胀、泄泻等症。

养脾胃吃法

主食

豌豆粒磨成的豌豆粉是制作糕点、粉丝、凉粉、面条等风味小吃的原料。

做菜

豌豆的嫩荚和嫩豆粒可做菜用, 也可制作罐头。

适合人群

一般人群均可食用。中气不足者、慢性腹泻者、哺乳期女性宜常食。需要注意的是, 尿路结石、皮肤病和慢性胰腺炎患者不宜食。糖尿病患者、消化不良者慎食。

养脾胃的食材搭配

⊙ 火腿 + 豌豆: 豌豆和中下气、止渴止泻, 搭配有益肾功效的火腿, 可养胃气、补虚劳。

⊙ 蘑菇 + 豌豆: 蘑菇与豌豆搭配着吃, 可以消除因油腻引起的口味不佳、食欲缺乏等症状。

养脾胃食疗方

豌豆鲍鱼粥

材料: 鲍鱼 200 克, 豌豆粒 25 克, 高汤 1 000 毫升, 银耳、胡椒粉、盐各适量。

做法: ①银耳洗净, 用清水泡发 1 小时左右, 择掉硬黄的部分; 鲍鱼洗净。②锅内放入高汤, 煮沸后放入银耳稍煮。③放入豌豆粒煮片刻, 再放入鲍鱼, 加适量的胡椒粉与盐调味, 再煮片刻即可。

脾胃虚寒者大量吃鲍鱼可能引起腹痛、腹泻等不适, 需适量。

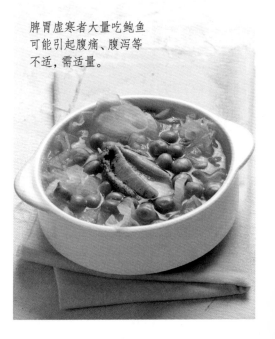

猴头菇

性: 平; 味: 甘; 归经: 脾、胃经。

猴头菇含有多种氨基酸和多糖、多肽类成分, 能助消化、益肝脾、消除宿毒, 具有保护、调理、修复消化系统、健脾养胃、安神抗病的功效。

养脾胃吃法

煲汤

搭配土鸡、大枣、棒骨、鹌鹑、猪肚, 可做成多种美味汤品。

做菜

炒、扒、烧、卤、烩、炖等都可用于猴头菇的烹饪。

适合人群

一般人群均可食用, 尤其适宜低免疫力人群, 及慢性胃炎、胃及十二指肠溃疡、心血管疾病患者。需要注意的是, 对菌类食物过敏的人群谨慎食用。

养脾胃的食材搭配

⊙ 乌鸡 + 猴头菇: 乌鸡和猴头菇搭配, 能够防治胃炎、胃溃疡等多种胃病。

⊙ 干贝 + 瘦肉 + 猴头菇: 三者搭配做汤, 氨基酸种类更加全面, 能够滋养脾胃。

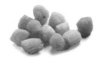

养脾胃食疗方

海带猴头菇汤

材料: 猴头菇 50 克, 干海带 30 克, 葱末、蒜末、香油、盐、香菜叶各适量。

做法: ①海带浸泡, 洗去咸味, 切成条状; 猴头菇洗净, 泡开, 切块。②锅中放入所有食材, 加水, 煮沸后加入少量香油、盐、葱末、蒜末, 煮熟, 点缀香菜叶即可。

猴头菇不但有助于修复受损的胃肠黏膜, 还有助于消除肠胃中的细菌与病毒。

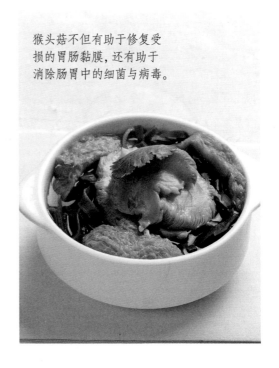

金针菇

性: 寒; 味: 甘、咸。

养脾胃功效: 金针菇含有的锌有助于抑制胃酸分泌, 对胃肠道炎症和溃疡有一定的食疗作用。

养脾胃吃法

炖汤

　　搭配鸡肉、南瓜、芦笋等炖汤是不错的养胃方法。

凉拌

　　将金针菇用开水焯一下, 再搭配一些绿叶菜凉拌味道也很好。

适合人群

　　适合气血不足、营养不良的老人、儿童, 以及癌症、肝脏病及胃肠道溃疡、心脑血管疾病患者食用。需要注意的是, 金针菇性寒, 因此平时脾胃虚寒、腹泻便溏的人不适宜多吃。

每 100 克中营养素含量

营养成分	含量	同类食物含量比较
碳水化合物	6.0 克	低
膳食纤维(不溶性)	2.7 克	中
脂肪	0.4 克	低
锌	0.39 毫克	中

养脾胃食疗方

南瓜金针菇汤

材料: 南瓜 100 克, 金针菇 50 克, 高汤、盐各适量。

做法: ①南瓜洗净, 去皮, 切块; 金针菇洗净, 切段。②锅中放入南瓜, 加入高汤、水, 大火煮沸转小火煲 30 分钟。③加入金针菇, 转大火, 煮熟后加盐即可。

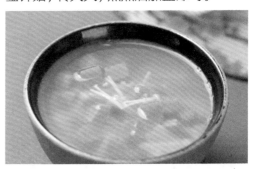

养脾胃的食材搭配

⊙ 豆腐 + 金针菇: 豆腐与金针菇搭配, 可改善营养不良、肠胃不畅等, 而且有抑制癌细胞的功能。

⊙ 南瓜 + 金针菇: 南瓜补中益气、健脾暖胃, 与富含膳食纤维的金针菇搭配, 能够有效缓解便秘症状。

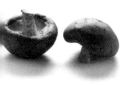

香菇

性: 平; 味: 甘; 归经: 肝、胃经。

养脾胃功效: 正气衰弱或者是脾胃失和, 都会导致胃部胀满。解决这一问题可以经常吃点香菇。中医认为香菇气味芳香, 能增进食欲。

养脾胃吃法

煮粥

可与大米、虾仁、玉米等搭配煮粥。

煲汤

搭配鸡肉、木耳、萝卜等煲汤食用, 也是不错的养胃方法。

做菜

香菇炒油菜、香菇烧豆腐、香菇炒芹菜、香菇焖豆腐等都很美味又营养。

适合人群

适宜高血压、高胆固醇、高脂血症患者食用。需要注意的是, 脾胃寒湿气滞和患顽固性皮肤瘙痒者不宜食用。

每 100 克中营养素含量

营养成分	含量	同类食物含量比较
膳食纤维(不溶性)	3.3 克	中
维生素 C	1.0 毫克	低
锌	0.66 毫克	中
硒	2.58 微克	高

养脾胃食疗方

香菇油菜

材料: 油菜 300 克, 香菇 100 克, 高汤半碗, 水淀粉、盐、糖各适量。

做法: ①油菜洗净, 切开; 香菇浸软, 去蒂, 一切为二。②油锅烧热, 先放入香菇炒香, 再放入油菜、盐、糖、高汤后加盖焖 2 分钟, 淋水淀粉勾芡后装盘即可。

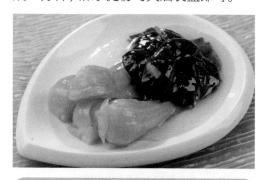

养脾胃的食材搭配

⊙ 莴笋 + 香菇: 莴笋搭配香菇食用, 能够利尿通便、降脂降压, 对预防便秘、高血压等有一定效果。

⊙ 黑米 + 香菇: 黑米具有健脾开胃、滋阴养血的功效, 与香菇搭配具有滋阴养血、益气补肾的功效, 适合便秘患者食用。

水果类 木瓜

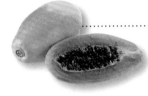

性：温；味：酸；归经：肝、脾、胃经。

养脾胃功效：木瓜中含有脂肪酶和蛋白酶，可将脂肪分解为脂肪酸，还能消化蛋白质，促进肉类物质的消化。木瓜具有和胃化湿、平肝舒筋的功效。

养脾胃吃法

榨汁

　　木瓜榨汁，与牛奶混合而成的牛奶木瓜，消暑解渴、润肺止咳，还有美容功效。

炖汤

　　木瓜可搭配带鱼、莲子、玉米、猪肉等食材炖汤，既营养又美味。

适合人群

　　一般人群均可食用，尤其适合消化不良、肢体麻木的人食用。需要注意的是，过敏体质者最好不要吃木瓜。

养脾胃的食材搭配

⊙ 莲子 + 木瓜：莲子可养心安神、健脾止泻，木瓜能帮助消化、清理肠胃，搭配食用益脾养胃。

⊙ 银耳 + 木瓜：木耳搭配银耳对腹胀、便秘的症状有一定的缓解作用。

养脾胃食疗方

木瓜银耳汤

材料：木瓜半个，银耳 1 朵，莲子 50 克，枸杞子 25 克，冰糖适量。

做法：①木瓜洗净，去皮、去子，切块；莲子洗净；银耳和枸杞子放在冷水中浸泡 30 分钟，银耳撕小朵。②锅中放入适量水，烧开后转小火，放入银耳、莲子和冰糖，煮约 30 分钟。③放入木瓜块和枸杞子再煮 5 分钟后关火即可。

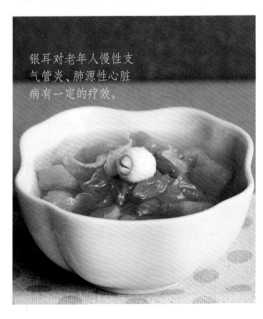

银耳对老年人慢性支气管炎、肺源性心脏病有一定的疗效。

香蕉

性: 寒; 味: 甘。

养脾胃功效: 胃热的人会有口苦的症状。香蕉性寒, 能清热润肠, 改善口苦症状。香蕉还能促进肠道蠕动, 有助于通便排毒, 比较适合胃热火大、便秘的人食用。

养脾胃吃法

生吃

　　香蕉剥皮后直接食用, 就可保护胃黏膜, 润肠通便。

煮粥

　　搭配大米、冰糖、牛奶等煮成的香蕉粥, 也是润肠通便的好选择。

适合人群

　　一般人群均可食用, 尤其适合大便干燥、痔疮患者食用。需要注意的是, 脾胃虚寒、腹泻、肾功能不全的人群不宜食用。

养脾胃的食材搭配

⊙ 桃子 + 香蕉: 二者搭配, 再添加适量芒果一起榨汁饮用, 有润喉、提振食欲的作用。

⊙ 大枣 + 香蕉: 大枣搭配香蕉可滋阴补脾、清肝降压, 对慢性胃炎、高血压、高脂血症等有一定食疗效果。

养脾胃食疗方

香蕉牛奶羹

材料: 香蕉 1 根, 牛奶 250 毫升, 新鲜草莓 5 个。

做法: ①草莓去蒂, 洗净, 切小块; 香蕉剥去外皮, 放入碗中碾成泥。②锅中放入牛奶、香蕉, 小火慢煮 5 分钟, 同时不停搅拌, 出锅时加入草莓即可。

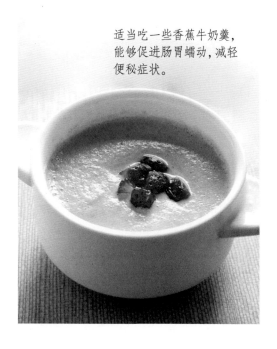

适当吃一些香蕉牛奶羹, 能够促进肠胃蠕动, 减轻便秘症状。

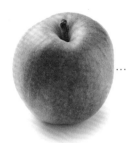

苹果

性: 凉; 味: 甘、酸。

养脾胃功效: 苹果有健脾益胃、生津润燥的功效, 并且富含多种维生素和膳食纤维, 能促进胃肠蠕动, 保护消化功能。

养脾胃吃法

生食

直接食用、做沙拉、榨汁均可。

熟食

蒸、煮、炖、煲汤等。

适合人群

大多数人都可以食用, 特别适宜慢性胃炎、消化不良、气滞不通者食用。需要注意的是, 胃酸分泌过多的患者宜少吃。

养脾胃食疗方

苹果炒鸡柳

材料: 鸡肉 300 克, 苹果、青椒各 1 个, 笋 100 克, 姜丝、蒜末、水淀粉、盐各适量。

做法: ①苹果去皮, 切粗条; 笋洗净, 切粗丝, 焯熟, 沥干水; 青椒切丝。②鸡肉洗净切粗条, 用盐、水淀粉调制的腌料腌好, 放沸水中烫至将熟。③锅加热放油, 爆炒姜丝, 放青椒丝炒至将熟时, 加入蒜末炒片刻, 下鸡肉条、苹果条、笋丝炒几分钟, 加盐调味即可。

每 100 克中营养素含量

营养成分	含量	同类食物含量比较
碳水化合物	13.7 克	低
膳食纤维(不溶性)	1.7 克	中
维生素 C	3.0 毫克	低
钾	83.0 毫克	中

养脾胃的食材搭配

⊙ 鸡蛋 + 苹果: 二者同食, 可以中和体内过多的酸性物质, 维持酸碱平衡, 增强体力和抗病能力。

⊙ 鸡肉 + 苹果: 二者搭配养阴宜胃, 营养均衡全面, 适合脾胃虚弱的人食用。

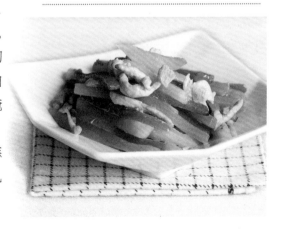

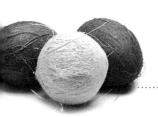

椰子

性：平（椰汁性凉）；味：甘。

养脾胃功效：椰汁清甜，清凉解渴，含有丰富的膳食纤维和脂肪，可以促进胃肠蠕动，排出肠内毒素，有助于调节脾胃，保护肠胃的吸收功能，进而增加体力。

养脾胃吃法

喝椰汁

　　将椰子的外皮开孔，在椰壳上插入吸管，就可以喝到美味的椰汁了。

吃椰肉

　　椰子肉也可以剥离出来单独食用，或用来煲汤，特别鲜美。

适合人群

　　一般人群均可食用，适合中暑、口渴、脾胃虚弱的人食用。需要注意的是，糖尿病、心力衰竭患者、腹痛腹泻者不宜食用。

养脾胃食疗方

椰子鸡汤

材料：童子鸡1只，椰子1个，料酒、盐、胡椒粉各适量。

做法：①童子鸡洗净，去骨、取肉，切成小丁。②椰子取椰子汁，再将椰壳切开，将椰肉刮成丝。③鸡丁、椰肉丝、椰汁、水装入碗，加盐、料酒、胡椒粉。④盖上保鲜膜，扎孔，上屉隔水用小火蒸熟即可。

每100克中营养素含量

营养成分	含量	同类食物含量比较
碳水化合物	31.3克	高
脂肪	12.1克	高
膳食纤维（不溶性）	4.7克	高
蛋白质	4.0克	高

养脾胃的食材搭配

⊙ 木瓜＋椰子：二者搭配富含维生素C、胡萝卜素，能有效消除疲劳，对消化不良者也很有益处。

⊙ 鱼肉＋椰子：鱼肉搭配椰子补气养阴、生津开胃，适合慢性胃炎患者食用。

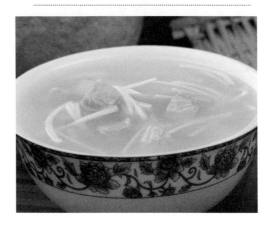

坚果类

花生

性：平；味：甘；归经：脾、肺经。

花生中含有丰富的不饱和脂肪酸，进入胃肠后，能够平衡胃肠的消化功能，促进胃肠的蠕动。花生多油脂能缓解便秘，有助于促进体内毒素的排出。花生具有悦脾和胃、扶正补虚的功效。

养脾胃吃法

水煮

水煮花生能完好地保存其营养成分和药用成分，且味道鲜美，食后对健康有益，但不可过咸。

做糕点

将花生去壳炒熟，或研为细末，用来做糕点的配料，味道香浓可口。

煲汤

搭配猪蹄、红小豆、鸡爪等做成的花生汤，也是养胃的好选择。

适合人群

一般人群均可食用，适合脾虚反胃、肺燥干咳者以及哺乳期妇女食用。需要注意的是，过敏体质者、胆病患者、血黏度高或有血栓的人，以及容易上火的人不宜多吃。

养脾胃食疗方

花生红豆汤

材料：红豆、花生各 30 克，糖桂花适量。

做法：①红豆、花生洗净，浸泡 2 小时。②锅中放入红豆、花生与水，煮沸后转小火煲 1 小时，出锅时放入糖桂花即可。

每 100 克中营养素含量

营养成分	含量	同类食物含量比较
脂肪	25.4 克	高
蛋白质	12.0 克	高
膳食纤维（不溶性）	7.7 克	中
磷	250.0 毫克	高

养脾胃的食材搭配

⊙ 猪蹄 + 花生：花生补肾养血，猪蹄补虚弱、填肾精，二者一起煲汤有助于补中益气，增加气力。

⊙ 红豆 + 花生：两者搭配可用于脾虚浮肿、食少乏力，对脾虚引起的便溏腹泻、精神倦怠有一定的辅助食疗效果。

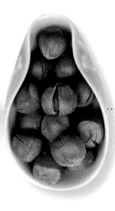

榛子

性: 平; 味: 甘; 归经: 脾、胃经。

榛子有补益脾胃、滋养气血、养肝明目的功效。榛子含有丰富的膳食纤维，不仅能够促进消化，对便秘也有一定食疗效果。

养脾胃吃法

直接食用

榛子生吃或者炒熟后再吃均可。

搭配食用

可将榛子碾碎放入糕点、牛奶中，也可与莲子、大米等一起煮食。

适合人群

食欲不振、食量减退者宜食。癌症患者、糖尿病患者宜食。体倦身乏、眼睛变花者宜食。需要注意的是，肝功能有问题者不宜食用。

养脾胃食疗方

榛子莲子粥

材料: 榛子、莲子各 35 克, 大米 60 克, 白糖适量。

做法: ①榛子去壳; 莲子去心。②榛子、大米、莲子洗净, 放入锅中, 加水煮沸, 转小火煮至熟烂, 加入白糖调味即可。

每 100 克中营养素含量

营养成分	含量	同类食物含量比较
脂肪	44.8 克	高
蛋白质	20.0 克	高
膳食纤维(不溶性)	9.6 克	高
钾	1 244.0 毫克	高

养脾胃的食材搭配

⊙ 山药 + 榛子: 两者搭配, 利于脾胃的消化吸收, 健脾养胃, 还能够增强体质。

⊙ 莲子 + 榛子: 榛子有健脾和胃、益肝明目, 搭配莲子能够促进肠道吸收, 主治病后体弱、食少疲乏、气血不足、小儿疳积等症。

莲子有助于缓解脾虚泄泻、食欲不振、纳食不香、食后脘腹胀满不适等症状。

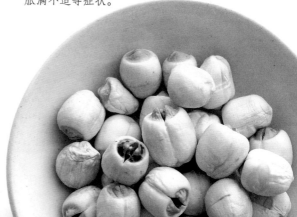

肉类

羊肉

性：热；味：甘；归经：肾、脾、胃经。

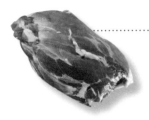

养脾胃功效：中医认为羊肉具有暖胃除寒、益气补虚的功效，可促进血液循环，增加人体热量，而且还能增加消化酶，帮助胃消化。

养脾胃吃法

煲汤

羊肉汤暖胃驱寒，煲汤时放数个山楂或一些萝卜营养会更丰富，且更容易消化吸收。

做菜

爆炒或炖煮都是烹饪羊肉常用的手法，制作时放些葱、姜、孜然等调料可去膻味。

适合人群

适宜久病体虚、肾气耗损、支气管炎、咳喘属寒者和产妇食用。需要注意的是，感冒发热以及患有高血压、肝病、急性肠炎的患者不宜食用。

每100克中营养素含量		
营养成分	含量	同类食物含量比较
蛋白质	18.5 克	中
脂肪	6.5 克	低
胆固醇	82.0 毫克	中
硒	5.9 微克	高

养脾胃食疗方

冬瓜羊肉汤

材料：冬瓜、羊肉各 100 克，香油、盐、葱段、姜片、葱花各适量。

做法：①羊肉洗净，切成块，在沸水中氽烫透。②冬瓜去皮、去瓤，洗净后切块。③在锅中加清水，烧开后放入羊肉、葱段、姜片，炖至八成熟时，放入冬瓜，炖至烂熟时，加盐，淋上香油，撒上葱花即可。

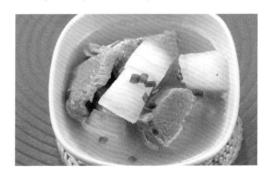

养脾胃的食材搭配

⊙ 白萝卜 + 羊肉：羊肉是温补的食材，和具有清热生津的白萝卜搭配，可消积滞、化痰热，且不会上火。

⊙ 大蒜 + 羊肉：对反胃、呕吐有一定的食疗效果。

牛肉

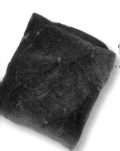

性：黄牛肉性温，水牛肉性凉；味：甘；归经：脾、胃经。

养脾胃功效：寒冬食牛肉，有暖胃作用，为寒冬补益佳品。牛肉具有补脾胃、益气血、强筋骨等功效，适用于虚损消瘦、消渴、脾虚不运等症。

养脾胃吃法

煲汤

在寒冷的冬天，煲上一锅牛肉汤，既暖胃又养生。

做菜

养胃的吃法以炖牛肉为最佳。

适合人群

一般人群均可食用，尤其适合青少年及病后体虚者食用。需要注意的是，消化力过弱、高血脂、高胆固醇和部分肾病患者谨慎食用。

每 100 克中营养素含量

营养成分	含量	同类食物含量比较
蛋白质	20.0 克	中
脂肪	8.7 克	低
钾	212.0 毫克	高
锌	4.7 微克	高

养脾胃食疗方

土豆炖牛肉

材料：牛肉 250 克，土豆 1 个，胡萝卜、玉米各 1 根，葱、姜、盐各适量。

做法：①牛肉洗净，切小块；土豆、胡萝卜洗净，切滚刀块；玉米洗净，切小段。②牛肉块冷水入锅，开大火，水开后放入葱、姜，加盖小火炖 1 小时。③加土豆、胡萝卜、玉米段，加少许盐调味，小火再炖至食材全熟即可。

养脾胃的食材搭配

⊙ 白萝卜 + 牛肉：二者搭配营养丰富，白萝卜助消化，有益于脾胃健康。

⊙ 南瓜 + 牛肉：二者搭配具有补脾益气、解毒止痛的疗效，多用于胃及十二指肠溃疡等的调养。

⊙ 土豆 + 牛肉：土豆搭配牛肉有健脾益胃的功效，适合愈合期胃溃疡患者食用。

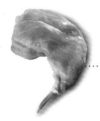

兔肉

性：寒；味：甘；归经：肝、大肠经。

养脾胃功效：兔肉质地细嫩，食后易被消化吸收，可强健脾胃、补气血，改善气血不足所导致的体倦乏力症状。

养脾胃吃法

炖汤

脾胃虚的人或者是有某种慢性疾病患者可采用炖汤的方法烹制兔肉，可保留更多营养成分。

清炒

清炒兔肉也是一种既保留营养又色香味俱全的烹制方法。

适合人群

一般人群均可食用。需要注意的是，皮肤病、糖尿病患者最好不要食用。

养脾胃食疗方

每100克中营养素含量		
营养成分	含量	同类食物含量比较
蛋白质	19.7克	高
脂肪	2.2克	低
钾	284.0毫克	高
硒	10.9微克	中

黄芪核桃煲兔肉

材料：生黄芪30克，核桃仁40克，兔肉100克，葱段、姜片、盐各适量。

做法：①核桃仁、黄芪洗净，放入锅中，加水，煎煮2次，去渣取汁。②兔肉洗净，切块，放入锅中，加水，中火炖至肉烂。③倒入药汁，再煮20分钟，放入葱段、姜片、盐调味即可。

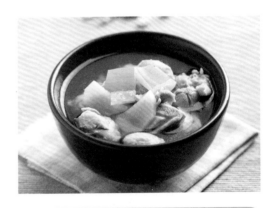

养脾胃的食材搭配

⊙ 洋葱＋兔肉：兔肉营养丰富，与洋葱搭配，再加点枸杞子，有助于暖胃。

⊙ 枸杞子＋兔肉：兔肉止渴健胃、凉血解毒，枸杞子清肝去火，同食对腰酸背痛、头昏耳鸣、视物模糊有疗效。

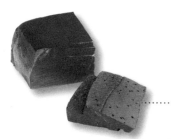

猪血

性：平；味：咸；归经：心、肝经。

养脾胃功效：猪血性平，有健脾养胃、利大肠的作用，其中所含的丰富营养素，可以促进胃肠细胞的新陈代谢，有助于排出胃肠内的毒素，减少胃肠压力，对养脾胃很有帮助。

养脾胃吃法

做汤

将猪血上的杂质除去，然后用开水余烫一下，即可用作做汤的主料和副料。

做菜

猪血也可以凉拌、炒、烧、煮或搭配其他食材，做出很多美味的菜肴。

适合人群

适宜贫血患者、老人、妇女，从事粉尘、纺织、环卫、采掘等工作的人食用。需要注意的是，高胆固醇血症、肝病、高血压、冠心病患者应少食；处于上消化道出血阶段的患者不宜食。

养脾胃食疗方

猪血豆腐汤

材料：猪血100克，豆腐50克，香菜、料酒、盐各适量。
做法：①猪血洗净，切块，余烫；豆腐切块。②锅中放入猪血、豆腐，倒入料酒，加水，加盐调味，大火煮开后撒上香菜即可。

每100克中营养素含量

营养成分	含量	同类食物含量比较
蛋白质	12.2克	中
脂肪	0.3克	低
铁	8.7毫克	高
硒	7.94微克	中

养脾胃的食材搭配

⊙ 菠菜+猪血：二者均为补血食材，具有下气、润肠、助消化等功能，对补血、明目、润燥都有好处，尤其能补充铁质。

⊙ 豆腐+猪血：猪血可健脾养胃，豆腐能补中益气，两者搭配有调节胃肠功能、促进消化、增加体力的作用。脾胃不好者可常食。

胃寒者和容易腹泻、腹胀的患者不宜多吃豆腐。

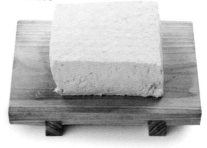

猪肚

性: 温; 味: 甘; 归经: 脾、胃经。

养脾胃功效: 猪肚有补益脾胃的功效, 对脾虚腹泻、虚劳瘦弱等症有一定的食疗功效。

养脾胃吃法

做菜

凉拌、炒、爆、烧、卤、蒸、煲、炖等方法皆可用于猪肚的烹制。

煮粥

将猪肚切细丝或小块, 与大米、小米等煮粥食用, 既益脾又养胃。

适合人群

一般人群均可食用。尤其适合脾胃虚弱、食欲缺乏、泄泻下利、尿频、遗精、带下者。需要注意的是, 高脂血症患者不宜食用。

每100克中营养素含量

营养成分	含量	同类食物含量比较
蛋白质	14.1 克	中
脂肪	3.5 克	高
磷	152.0 毫克	低
维生素 A（总）	2.0 微克	低

养脾胃食疗方

猪肚白术粥

材料: 猪肚 500 克, 白术 30 克, 黄芪 15 克, 大米 150 克, 姜片、盐各适量。

做法: ①将猪肚翻洗干净, 煮熟后切成小块。②白术、黄芪洗净, 一并放入锅中, 加适量清水, 用大火烧沸后再改用小火煎煮。③煮约 1 小时, 去渣留汁, 加入洗净的大米、姜片、猪肚熬粥, 至粥熟后调入盐即可。

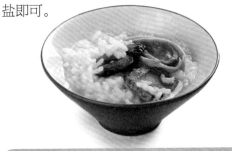

养脾胃的食材搭配

⊙ 莲子 + 猪肚: 莲子固肾涩精, 猪肚补虚损、健脾胃, 二者搭配具有补气血、健脾胃的功效。

⊙ 鸡肉 + 猪肚: 猪肚和鸡肉都有补虚损的功效, 搭配食用能够辅助治疗虚劳瘦弱之症。

鸡肉

性：温；味：甘；归经：脾、胃经。

养脾胃功效：鸡肉具有温补脾肾、益精养血功效，有阳虚气弱、精血不足、慢性胃炎、胃与十二指肠溃疡、幽门梗阻、贫血、眩晕等症者可适当多食。

养脾胃吃法

煲汤

鸡汤是非常好的补养佳品，但鸡肉的营养比鸡汤要高，煲鸡汤时要连汤带肉一起吃。

做菜

凉拌、炒、煮、炖、蒸、焖等方法都可用于烹饪鸡肉。

每100克中营养素含量

营养成分	含量	同类食物含量比较
蛋白质	20.3 克	高
脂肪	6.7 克	低
钾	249.0 毫克	中
钙	13.0 毫克	低

养脾胃的食材搭配

⊙ 木耳 + 鸡肉：木耳有益气养胃润肺、凉血止血、降脂减肥等功效，二者搭配，对高血压、高脂血症、糖尿病有防治作用。

⊙ 青椒 + 鸡肉：青椒和鸡肉搭配，能消除疲劳，减轻压力，有开胃的效果。

适合人群

一般人群均可食用，尤其适宜脾胃虚弱、营养不良、畏寒怕冷、乏力疲劳、月经不调及贫血者。需要注意的是，便秘、感冒、口腔溃疡、肝火旺盛、肥胖、动脉硬化、胆囊炎、尿毒症等患者慎食。

养脾胃食疗方

香菇鸡汤

材料：鸡腿 100 克，香菇 50 克，大枣 3 个，姜片、盐、葱段各适量。

做法：①鸡腿洗净，剁成小块，与姜片、葱段一起放入砂锅中，加适量清水，烧开。②将香菇、大枣放入砂锅中，用小火煮。③待鸡肉熟烂后，放入盐调味即可。

高尿酸血症的人应适当控制香菇鸡汤的摄入量。

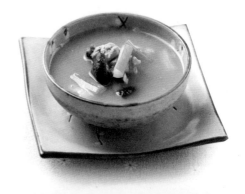

鸭肉

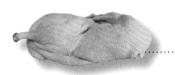

性: 平; 味: 甘、微咸; 归经: 肾、脾、肺经。

养脾胃功效: 鸭肉中的脂肪酸熔点低, 蛋白质含量丰富, 易于被人体消化吸收, 可有效改善营养不良、脾胃虚弱等症。

养脾胃吃法

煲汤

搭配玉米、海参、海带等做成的老鸭汤, 是汤中的佳品。

做菜

凉拌、炒、炖、焖、蒸、酱等烹饪手法都可以用于制作鸭肉。

适合人群

肾炎水肿、小便不利、上火、内热者宜食。需要注意的是, 受凉引起不思饮食、腰腿酸软、寒性痛经, 以及慢性肠炎、动脉硬化患者应少食; 感冒患者不宜食用。

每100克中营养素含量

营养成分	含量	同类食物含量比较
蛋白质	15.5 克	高
脂肪	19.7 克	低
磷	122.0 毫克	低
钾	191.0 毫克	高

养脾胃食疗方

鸭肉粥

材料: 大米、鸭肉各 60 克, 葱段、姜丝、盐、料酒各适量。

做法: ①鸭肉洗净后, 锅中放入清水和葱段, 倒入适量料酒, 用中火将鸭肉煮 30 分钟, 取出鸭肉, 切丝。②大米洗净, 加入煮鸭的高汤, 用小火煮 30 分钟。③再加入鸭肉丝、姜丝同煮 20 分钟, 放盐调味即可。

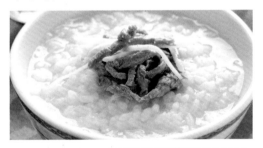

养脾胃的食材搭配

⊙ 酸菜 + 鸭肉: 鸭肉滋阴养胃、利尿消肿, 与开胃的酸菜搭配, 可滋阴养肾、开胃杀菌。

⊙ 红小豆 + 鸭肉: 鸭肉补肾、生津, 红小豆利尿消肿, 二者搭配能起到退热消肿, 滋养肾阴的作用。

鸽肉

性: 平; 味: 咸; 归经: 肺、肝、肾经。

养脾胃功效: 中医认为, 鸽肉易于消化, 具有滋阴益气的功能, 比较适合消化吸收不好的人食用, 可改善脾胃气虚所导致的身体瘦弱、头晕神疲、面色萎黄等多种问题。

养脾胃吃法

煲汤

以鸽肉搭配大枣等食材煲汤是常见又营养的吃法。

做菜

清蒸乳鸽或炖鸽肉都是不错的选择, 若搭配一些冬笋、大枣则更好。

适合人群

适合身体虚弱、贫血的人进食, 尤其适合产妇食用。需要注意的是, 孕妇、尿毒症患者及发热、热病初愈的人不宜食用。

养脾胃食疗方

太子参烩鸽肉

材料: 太子参 15 克, 鸽肉 300 克, 冬笋 150 克, 高汤、盐、酱油、料酒、葱段、姜片各适量。

做法: ①鸽肉洗净, 切片, 下热油锅炒熟。②将太子参、冬笋分别洗净, 切片, 放入锅中, 加盐、酱油、料酒、葱段、姜片、高汤, 一同烧熟。③加入鸽肉片, 略炒即可。

每 100 克中营养素含量

营养成分	含量	同类食物含量比较
蛋白质	16.5 克	中
脂肪	14.2 克	中
胆固醇	99.0 毫克	低
钠	63.6 毫克	中

养脾胃的食材搭配

⊙ 山药 + 鸽肉: 鸽肉补肝肾、益精血, 山药健脾止泻, 二者同食效果更佳。

⊙ 枸杞子 + 鸽肉: 鸽肉含有维生素 E、锌、硒等, 与同样含有锌、硒的枸杞子搭配, 具有补肾壮阳的功效。

外邪实热、脾虚有湿及泄泻者慎服枸杞子。

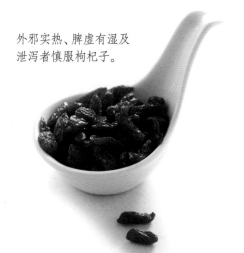

鲢鱼

性：温；味：甘；归经：脾、胃经。

养脾胃功效：鲢鱼有健脾补气、温中暖胃的功效。鲢鱼能祛除脾胃寒气，可辅助治疗脾胃虚弱及慢性胃炎等症。

养脾胃吃法

做菜

清炖或者红烧均可，既可保持营养不流失，又能保留鲢鱼清淡、鲜香的味道。

适合人群

一般人群均可食用。脾胃虚弱、食欲缺乏、瘦弱乏力、腹泻、水肿者宜食。需要注意的是，胃热、瘙痒性皮肤病、荨麻疹患者不宜食用。

每 100 克中营养素含量

营养成分	含量	同类食物含量比较
蛋白质	16.3 克	中
脂肪	2.1 克	低
钾	277.0 毫克	高
硒	14.4 微克	低

养脾胃食疗方

清蒸鲢鱼

材料：鲢鱼 1 条，料酒、盐、生姜、香菜段各适量。

做法：①鲢鱼收拾干净，鱼身两侧切花刀，用料酒、盐腌渍 20 分钟。②生姜洗净，切片，将姜片塞入鱼两侧的切口处及鱼腹内。③蒸锅开后，将鱼盘放入，大火蒸 10 分钟后取出，去掉姜片。④将油烧热，均匀浇在鱼身上，撒上香菜段即可。

养脾胃的食材搭配

⊙ 豆腐＋鲢鱼：鲢鱼头富含多种胶质和补脑物质，与豆腐搭配，营养丰富，尤其适合体虚型肥胖者食用。

⊙ 丝瓜＋鲢鱼：二者炖汤服用，有温补气血、生乳通乳的功效，是产后缺乳者的催乳佳品。

丝瓜性凉、味甘，有清热解毒、凉血止血的功效。

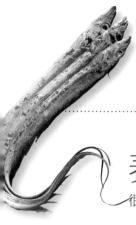

带鱼

性: 平; 味: 甘。

养脾胃功效:《随息居饮食谱》记载, 带鱼有暖胃、补虚的功效。现代医学也证明, 带鱼含有丰富的优质蛋白质, 而且易于消化, 很适合胃肠不适及消化不好的人食用。

养脾胃吃法

炖、红烧

经过烹调, 鱼肉软烂, 易于消化, 其中所含的蛋白质和矿物质有助于保护胃黏膜。

适合人群

适合体质虚弱、营养不良者, 胃部有不适者也可适当食用。需要注意的是, 体质偏热, 有疮疖、胃火盛者不宜食用。

养脾胃食疗方

红烧带鱼

材料: 带鱼 150 克, 盐、葱丝、姜丝、蒜片、料酒、酱油、醋各适量。

做法: ①带鱼去除内脏后, 洗净, 切成段。②油锅烧热, 入带鱼段煎至两面金黄, 捞出。③锅中留少许剩油, 烧热, 下葱丝、姜丝、蒜片爆香, 下带鱼段翻炒两下, 烹入料酒、酱油、醋和盐, 加水至与带鱼平齐, 煮熟即可。

每 100 克中营养素含量		
营养成分	含量	同类食物含量比较
蛋白质	17.7 克	中
脂肪	4.9 克	中
镁	43.0 毫克	中
硒	36.57 微克	中

养脾胃的食材搭配

⊙ 木瓜 + 带鱼: 带鱼宜与木瓜搭配, 有健脾消食、养阴、补虚的作用。

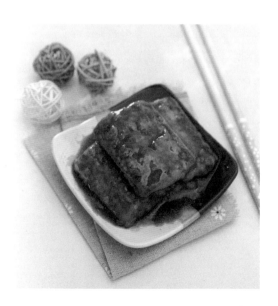

药食同源类

山楂

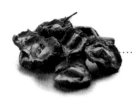

性: 微温; 味: 酸、甘; 归经: 脾、胃、肝经。

养脾胃功效: 山楂中的酸性成分能够刺激胃酸分泌, 增加消化酶的活性, 可开胃消食, 适量吃些山楂及山楂制品, 能健脾消食。

养脾胃吃法

泡茶、煮茶

　　山楂能够健脾消食, 尤其是肉食积滞时, 喝一杯山楂茶, 能够有效帮助消化肉食, 缓解积滞带来的不适, 对小儿乳食积滞也有效果。

适合人群

　　适宜腹胀、消化不良、食积以及食欲不振的人食用。需要注意的是, 胃酸过多、脾胃虚弱而无积滞者不宜吃; 孕妇忌食, 会刺激子宫收缩, 可能导致流产。

养脾胃的食材搭配

⊙ 排骨 + 山楂: 炖排骨的时候搭配点山楂, 可令排骨炖得更烂, 更利于消化吸收。

⊙ 金银花 + 山楂: 二者搭配可消积食、清胃润肺, 适合慢性胃炎、消化不良等人群饮用。

养脾胃食疗方

山楂乌梅茶

材料: 山楂 15 克, 乌梅 3 个, 冰糖适量。
做法: ①山楂、乌梅洗净, 大火烧开, 转小火煮 20 分钟。②加冰糖调味即可。

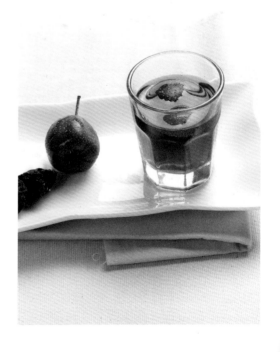

肉桂

性: 热; 味: 辛、甘; 归经: 脾、肾、心、肝经。

养脾胃功效: 肉桂中所含的桂皮油能促进胃功能，也能直接对胃黏膜产生缓和的刺激作用，使胃液分泌增加，蠕动增强，有健脾和胃的功效。肉桂还有抗溃疡、抗腹泻的作用。

养脾胃吃法

每日用量为 2~5 克。肉桂用水煎服，或研末成丸、散，浸酒内服。但肉桂不宜过量食用，且忌与葱一起食用。

适合人群

适宜平素畏寒怕冷、四肢手脚发凉、胃寒冷痛、食欲不振、呕吐清水、腹部隐痛喜暖、肠鸣泄泻者食用。需要注意的是，内热较重、内火偏盛、阴虚火旺者忌服；孕妇慎服。

养脾胃的食材搭配

⊙ 鸡肝 + 肉桂: 鸡肝切片，与肉桂粉拌匀，隔水蒸熟后吃，可治肾阳不足所致的小儿遗尿等症。

⊙ 红糖 + 肉桂: 肉桂温经活血，红糖和血行瘀、温养脾胃，搭配煎汤，可治血淤腹痛或胃寒少食。

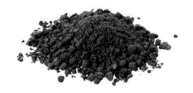

养脾胃食疗方

羊肉肉桂汤

材料: 羊肉 500 克，肉桂 3 克，花生仁、盐各适量。

做法: ①羊肉洗净，切块，放入锅中，加水炖煮。②将花生仁、肉桂放在炖羊肉的锅中，炖约 2 小时。③肉熟之后，加盐调味即可。

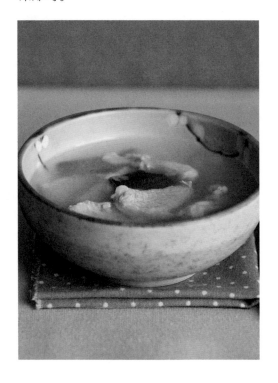

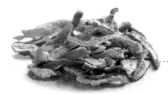

陈皮

性：温；味：辛、苦；归经：脾、胃、肺经。

养脾胃功效：陈皮所含挥发油，对胃肠道有温和的刺激作用，可促进消化液的分泌，排除肠管内积气。陈皮还具有抗炎的作用，对胃炎有一定的防治功效。

养脾胃吃法

每日用量为5~15克。陈皮可以泡茶、做粥，或者加入保健食品中，制成口服液、片剂等。但陈皮不宜食用过量，也不宜与半夏、南星一同食用。

适合人群

适宜脾胃气滞、脘腹胀满、消化不良、食欲不振、咳嗽多痰之人食用。需要注意的是，气虚体燥、阴虚燥咳、吐血及内有实热者慎服。

养脾胃的食材搭配

⊙ 大白菜 + 陈皮：陈皮理气健脾，配上高膳食纤维的大白菜，能够促进胃肠蠕动，帮助消化。

⊙ 荔枝核 + 陈皮：陈皮和荔枝核搭配，对胃脘胀痛有很好的疗效。

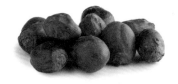

养脾胃食疗方

陈皮红茶饮

材料：陈皮、红茶、红糖各5克。
做法：①陈皮洗净。②锅中放入陈皮、红茶，煮沸后加红糖即可。

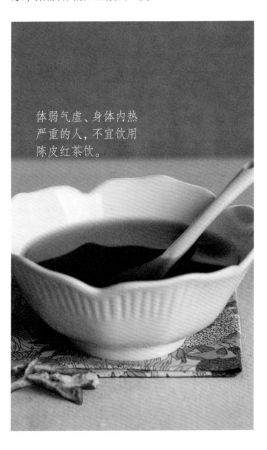

体弱气虚、身体内热严重的人，不宜饮用陈皮红茶饮。

茯苓

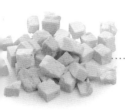

性: 平; 味: 甘、淡; 归经: 心、脾、肺、肾经。

养脾胃功效: 茯苓具有健脾和胃、利水渗湿、宁心安神等功效,适用于慢性胃病所致脾胃虚弱、消化不良、餐后腹胀、食少便溏等症。

养脾胃吃法

每日用量为 10~15 克。茯苓可做粥、煲汤、做饼。比如偏于寒湿者,可将茯苓与桂枝、白术等配伍。但茯苓不宜过多食用。

适合人群

一般人群均可食用,尤宜于水湿内困、水肿、尿少、眩晕心悸、胃口欠佳、大便稀溏、心神不安、失眠、多梦者。需要注意的是,肾虚多尿、虚寒滑精、气虚下陷、津伤口干者慎服。

养脾胃食疗方

茯苓板栗粥

材料: 茯苓 10 克,板栗 25 克,大枣 5 个,大米 100 克,冰糖适量。

做法: ①大枣、大米洗净,大米浸泡 30 分钟。②锅中加水先煮板栗、大枣、大米。③茯苓研末,待米半熟时慢慢加入,搅匀,煮至板栗熟透,加冰糖调味即可。

养脾胃的食材搭配

⊙ 猪舌 + 茯苓: 茯苓能利水渗湿,煎汤后烩炒猪舌,可用于脾胃运化功能不健、水湿停滞之症。

⊙ 小米 + 茯苓: 以小米和茯苓煮粥,再搭配一点儿赤小豆,有健脾益胃、消肿解毒的功效。

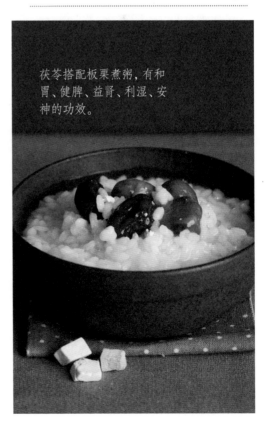

茯苓搭配板栗煮粥,有和胃、健脾、益肾、利湿、安神的功效。

山药

性：平；味：甘；归经：脾、肺、肾经。

养脾胃功效：山药有健脾补肺、固精益肾、补肺止咳的功效。山药中所含的淀粉酶、多酚氧化酶等成分，有利于脾胃消化吸收，对脾胃虚弱、食欲乏力、久泄久痢有缓解作用。

养脾胃吃法

山药可炒、炖、煮等。山药鲜品多用于虚劳咳嗽及内热消渴，炒熟食用可治脾胃、肾气亏虚。但山药皮有麻、刺等口感，可去皮食用。

适合人群

脾虚食少、久泻不止、肾虚遗精、带下、尿频者宜常食。需要注意的是，山药有收涩作用，故大便燥结者不宜食用；糖尿病患者也不宜食用过多。

养脾胃食疗方

山药里脊汤

材料：山药100克，猪里脊肉50克，葱花、枸杞子、高汤、盐各适量。

做法：①山药去皮，洗净，与洗净的猪里脊肉一同切成丝。②倒入事先烧好的高汤，加葱花、枸杞子煮沸，加盐调味即可。

养脾胃的食材搭配

⊙ 鸭肉 + 山药：山药的补阴功效很强，与鸭肉同食，可消除油腻，还能起到滋阴健脾的功效。

⊙ 苦瓜 + 山药：苦瓜和山药均有减肥、降血糖的功效，一起食用可增强减肥排毒的效果。

苦瓜有助于增进食欲，健脾开胃。

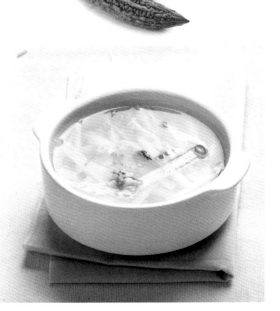

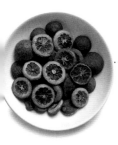

枳实

性：微寒；味：苦、辛；归经：脾、胃、大肠经。

养脾胃功效：枳实具有破气消积、行气除痞等功效，可助运化、消积食，积滞去，则脾胃自健。因此，枳实适用于多种病因引起的消化不良、食积腹胀、呃逆呕吐、腹痛便秘。

养脾胃吃法

每日用量为 3~10 克。枳实可生用，或炒制、入丸、煎服。用枳实 5 克煎汤，饭前服用，对胃下垂有一定的辅助治疗效果。

适合人群

具有很好的理气消胀作用，适用于脾胃气滞所致的消化不良、嗳气、胀满等症。需要注意的是，脾胃虚弱者及孕妇不宜食用。

养脾胃的食材搭配

- 茯苓 + 枳实：茯苓利水渗湿、益脾和胃，与枳实配伍可养胃、去燥，治疗便秘。

- 白术 + 枳实：白术健脾益气，枳实破气散痞，二者合用有很好的消食、强脾胃功效。

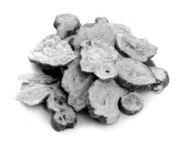

养脾胃食疗方

枳术止痛茶

材料：枳实 3 克，白术 6 克，绿茶 2 克。
做法：①将枳实、白术分别拣杂，洗净，晒干或烘干，共研成粗末，装入滤纸袋中，封口挂线。②与绿茶一起放入大杯中，用刚煮沸的开水冲泡，加盖闷 10 分钟即可。

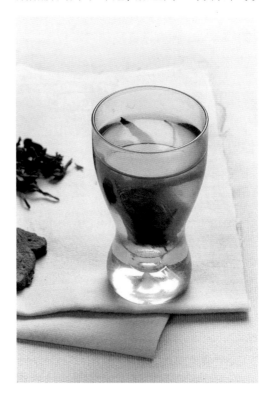

麦芽

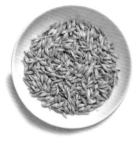

性：平；味：甘；归经：脾、胃经。

养脾胃功效：麦芽能消食开胃，主治食积不消、腹满泄泻、脾胃虚弱、恶心呕吐、食欲缺乏、肝胃不和等症。麦芽含有淀粉酶，能分解淀粉，故可助食物消化。

养脾胃吃法

每日用量为 10~15 克。麦芽可生用或炒用，因此有生麦芽、炒麦芽、焦麦芽等分类。但是麦芽忌久食、多食，长期、大量食用麦芽会影响肾脏功能。

适合人群

适宜食积不消、脘腹胀满、食欲不振、呕吐泄泻者食用。需要注意的是，久病消瘦，无积滞，脾胃虚者及孕妇不宜用。哺乳期妇女禁用。

养脾胃食疗方

山楂麦芽汤

材料：山楂干、麦芽、薏米各 10 克，芡实15 克，红糖适量。
做法：①全部食材洗净，备用。②锅中放入山楂干、麦芽、薏米、芡实，加水，大火煮沸，转小火煮 30 分钟，加入红糖调味即可。

养脾胃的食材搭配

⊙ 大米 + 麦芽：麦芽（布包）与大米煮粥，能健脾、开胃、消食，可用于小儿厌食、乳食停滞等症。

⊙ 山楂 + 麦芽：山楂和麦芽均可消食，二者搭配，可用于消化不良、食欲缺乏等症。

脾胃不好的人要少吃山楂，过量食用可能导致胃结石。

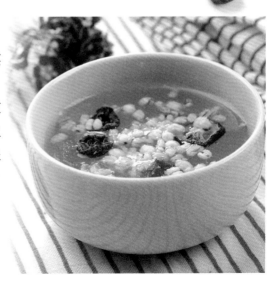

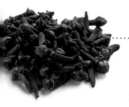

丁香

性：温；味：辛；归经：脾、胃、肾经。

养脾胃功效：丁香具有降气止呕、温中止痛等功效。丁香中所含的丁香酚能促进胃液分泌，有抗菌、抗癌等作用，主治胃寒呃逆、呕吐反胃、脘腹冷痛、泄泻痢疾。

养脾胃吃法

每次用量需控制在 0.5~1.5 克。丁香主要用于肉类、糕点、腌制食品、炒货、蜜饯、饮料的制作，可矫味增香，是"五香粉"和"咖喱粉"的原料之一，但不宜单独大量食用。

适合人群

寒性胃痛、反胃呃逆、呕吐者宜食；口臭者宜食。需要注意的是，胃热引起的呃逆或兼有口渴、口苦、口干者不宜食用；热性病及阴虚内热者忌食。

养脾胃的食材搭配

◉ 雪梨 + 丁香：搭配食用可暖胃止呕，适用于妊娠呕吐属脾胃虚寒者。

雪梨有助于缓解肺热或燥热引起的咳嗽、咽干、口渴等症状。

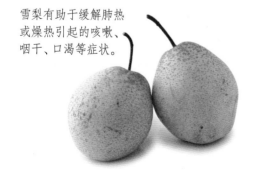

养脾胃食疗方

丁香柿蒂汤

材料：柿蒂 10 克，丁香 1 克，生姜 5 片。
做法：①柿蒂、丁香洗净；生姜洗净，切片。②将柿蒂、丁香、生姜加水煎熬出汁即可。

柿蒂有助于促进胃肠道蠕动，能够帮助食物尽快吸收和消化。

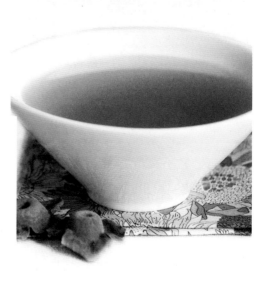

养脾胃要少吃的十种食物

食物	不宜吃的人群	不宜吃的原因
黄豆	容易胃胀、腹胀、肠鸣的人，以及急性胃炎、慢性浅表性胃炎、胃溃疡患者不宜食用	黄豆中含有的可溶性纤维，既可通便，又可减少胆固醇。黄豆中碳水化合物含量为25%~30%，其中棉子糖和水苏糖在肠道细菌作用下发酵产生气体，可引起腹胀。因此，胃肠发胀者应忌吃黄豆
绿豆	绿豆性寒，因此寒性体质者、平素脾虚胃寒、易泻者，以及老幼、体质虚弱者不宜食用。绿豆有解毒的作用，所以服药期间也不宜食用	过量食用绿豆会导致胃寒及脾胃虚弱引起的慢性胃炎等消化系统疾病患者加重病情。因为绿豆中蛋白质含量比较多，大分子蛋白质需要在酶的作用下才能被人体吸收。肠胃消化功能不好的人很难在短时间内消化掉绿豆中的蛋白质，容易导致腹泻、腹痛、呕吐等
糯米	患有胃炎、十二指肠炎等消化道炎症者，应该少食。老人、小孩或病人也宜慎用。糖尿病、体重过重，或其他慢性病（比如肾脏病、高脂血症）的人要尽量少吃	糯米含有蛋白质、脂肪、碳水化合物等，营养丰富，为温补强壮食物，具有补中益气、止虚汗之功效，对食欲不佳、腹胀、腹泻有一定缓解作用。但是糯米难以消化，会滞留在胃里，时间久了会刺激胃酸分泌，胃溃疡患者食用后会使疼痛加剧
马齿苋	脾胃虚弱，腹泻便溏者忌食；怀孕妇女，尤其是有习惯性流产的孕妇忌食	马齿苋对痢疾杆菌、大肠杆菌、金黄色葡萄球菌等多种细菌都有抑制作用，有"天然抗生素"的美称。但是马齿苋性寒，脾胃虚弱的人吃多了，会造成肠胃负担，易引起胃炎
梨	梨性凉，故脾胃虚寒、畏冷食者不宜食用；梨含果酸较多，胃酸多者，也不宜食	脾胃虚弱者需要多吃一些温和的、温暖的食物，以暖胃、养胃，梨性凉，进入肠胃后会刺激肠胃，加重脾虚症状，易导致腹泻便溏。肠炎患者吃梨，也会加重病情。但胃火盛者适合吃梨，梨可以降胃火

（续表）

食物	不宜吃的人群	不宜吃的原因
甘蔗	脾胃虚寒、胃腹寒痛者不宜食用甘蔗	甘蔗味道甘甜，有滋阴清热的效果，胃阴虚的人比较适合，表现为平时胃热，容易口腔溃疡，这样的人可以经常吃点甘蔗来清除胃火。但脾胃虚寒之人则不宜食。《本草经疏》中明确告诫："脾胃虚寒呕吐者忌之。"故凡胃痛属寒者当忌食甘蔗
肥肉	长期消化不良、慢性胃炎、胃溃疡患者都不宜吃。普通人也应少吃	肥肉含有很多脂肪，脂肪不容易消化，而且有润滑肠道的作用，因此食用肥肉会增加胃肠道的消化负担。而且高脂肪膳食会促进肠道肿瘤的发生，故结肠癌、直肠癌患者不宜吃肥肉
炸鸡	感冒发热、内火偏旺、痰湿偏重、肥胖症、热毒疖肿、高血压、高脂血症、胆囊炎、胆石症、胃病等患者忌食	炸鸡属油炸类食品，营养相对单一，能量高，蛋白质、脂肪含量高，不易消化，尤其对有胃病史的患者更是如此。此外，多次烹炸的炸鸡，还容易产生致癌物质。如果在吃炸鸡时搭配酒类则会加剧对胃的刺激，严重时会损伤胃黏膜，造成胃溃疡
黄连	本品大苦大寒，过服久服易伤脾胃，脾胃虚寒者忌用；苦燥伤津，阴虚津伤者慎用；胃虚呕恶，脾虚泄泻者慎服	黄连味苦、性寒，归心、肝、胃、大肠经，质坚味厚，降而微升，具有清热泻火、燥湿、解毒的功效，但是过久服用容易伤及脾胃
大黄	脾胃虚寒、血虚气弱、妇女孕期、产后、月经期及哺乳期均应慎服	大黄可用于胃肠实热积滞，大便秘结，腹胀、腹痛等症。但是大黄的泄泻功效较强，脾胃虚弱的人吃多了容易损伤脾胃

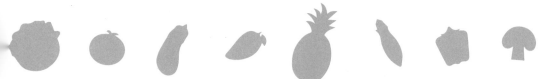

按摩中脘穴
促进消化

便秘
按摩胃经上的穴位

胃痛
按摩足三里、阴都、
下脘、幽门穴

胃炎
按摩章门穴、期
门穴

腹泻
按摩脾经、胃经
上的穴位

口腔溃疡
按摩口唇周围
的穴位

打嗝
按摩脾经上
的穴位

食欲缺乏
按摩与脾相关的
穴位

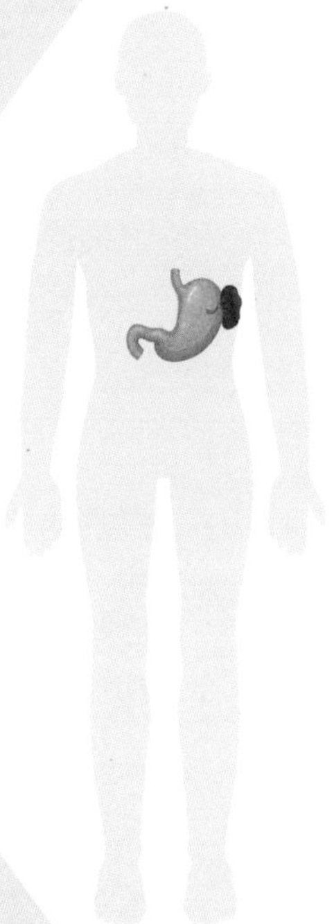

第五章

动动手，调脾胃

　　有人说："命要活得长，全靠经络养。"可见经络在养生中的重要性。对于注重脾胃健康的人而言，掌握一些经络、穴位的自我保健和预防疾病的方法，也就等于有了一个随身携带的"保健医生"，而胃经更是养脾胃的"福田"。

经络养脾胃：按摩和艾灸

艾灸头部的百会穴能防胃下垂

　　百会穴在头顶正中线与两耳尖连线的交点处。百会穴位于头部，所以对百会穴进行艾灸可以促进头部的气血循环，使头部得到充分的营养供给，增强抵抗能力。百会穴是诸阳之会，升阳提气的功效比较好，因此能防胃下垂。

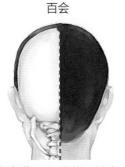
百会

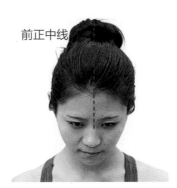
前正中线

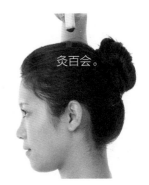
灸百会。

精准定位：在头部，前发际正中直上 5 寸。

快速取穴：两耳尖与头正中线相交处，按压有凹陷。

艾灸方法：用艾条温和灸 10~15 分钟，每天 1~2 次。

按摩中脘穴促进消化

　　脾胃气虚，消化吸收功能不好，易腹胀可经常按揉中脘穴。中脘穴能振奋脾胃之气，使其运化功能正常发挥。经常按揉中脘穴可以治疗脾胃气虚所导致的腹胀、胃灼热、嗳气等问题，对胃炎、胃痛、胃下垂、胃及十二指肠溃疡都有一定的辅助治疗作用。

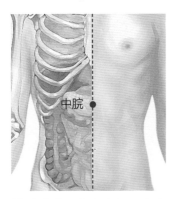
中脘

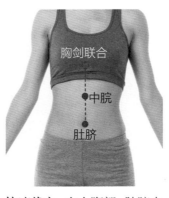
胸剑联合
中脘
肚脐

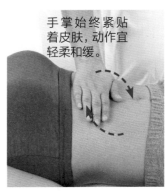
手掌始终紧贴着皮肤，动作宜轻柔和缓。

精准定位：在上腹部，脐中上 4 寸，前正中线上。

快速找穴：在上腹部，肚脐中央与胸剑联合之间的中点。

按摩方法：双掌重叠或单掌按压在中脘穴上，顺时针按揉，每次可按揉 5 分钟。

温和灸脾俞穴能治疗脾胃疾病

脾俞穴是脾的背俞穴，为脾气输注之处，是治疗脾脏疾病的关键穴位。对脾俞穴进行刺激，可以改善脾胃气虚所致的腹泻、水肿等症。

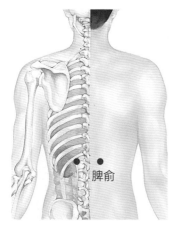
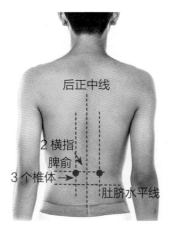
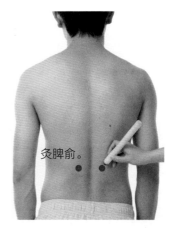

精准定位：在脊柱区，第11胸椎棘突下，后正中线旁开1.5寸。

快速找穴：肚脐水平线与脊柱相交椎体处，上推3个椎体，上缘旁开约2横指处。

艾灸方法：用艾条温和灸10~15分钟，每天1~2次。

艾灸厉兑穴可改善胃灼热症状

胃火大的话，可对胃经上的厉兑穴进行刺激。厉兑穴是胃经上的穴位，能够清胃热，改善口苦、胃灼热等不适症。胃中有火的人、胃炎患者可经常对此穴位进行刺激。

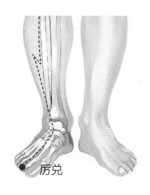
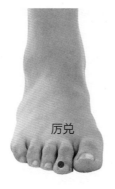
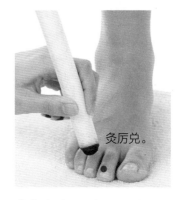

精准定位：在足趾，第2趾末节外侧，趾甲根旁开0.1寸。

快速找穴：沿足背第2趾趾甲外侧缘与趾甲下缘各作一垂线，交点处即是。

艾灸方法：艾条温和灸，每次灸10~15分钟。

养好足阳明胃经，无病一身轻

不管是想养颜、想健康，还是想长寿、想通体康泰，都不要忘了打通足阳明胃经，不要忘了胃经上的大穴。这些大穴，是不花钱的开胃、养胃方。

足阳明胃经属胃，络脾，并与心和小肠有直接联系。出现在足阳明胃经上的病症主要有：咽喉肿痛、鼻出血、齿痛、口眼歪斜、胸腹及下肢外侧疼痛、足背痛、活动不利、胃脘痛、呕吐、消化不良、腹脘胀满、水肿等。

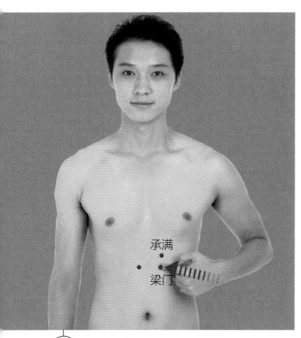

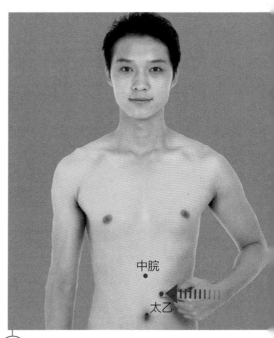

① 梁门穴：助消化，治胃病。

养脾胃功效：此穴在上腹部，寓意饮食入胃之门户。经常推按梁门穴，能有效改善消化吸收功能。

养胃按摩法：手指指腹推按梁门穴，左右穴各 1~3 分钟。

快速取穴：承满穴垂直向下 1 横指处即是。

主治：胃痛、呕吐、急慢性胃炎、腹胀、肠鸣、食欲缺乏、便溏、消化不良、十二指肠溃疡。

② 太乙穴：除心烦、和脾胃。

养脾胃功效：此穴在胃脘下部，约当腹中央。经常推按太乙穴，能除湿散热，可治胃痛、心烦之症。

养胃按摩法：手指推按此穴，可配合按压百会穴、心俞穴、神门穴、大陵穴或中脘穴。

快速取穴：从肚脐沿前正中线向上 3 横指，再水平旁开 3 横指处即是。

主治：心烦、胃痛、呕吐、腹胀、肠鸣、食欲缺乏、急性胃肠炎。

足阳明胃经，养胃小妙招

7:00-9:00，是辰时。俗话说"辰时吃早餐，补充能量肠胃安"，人在此时间段吃早餐，更容易消化，吸收也更好。早餐应安排可养胃的食物，如稀粥、麦片等。饭后1小时再循按足阳明胃经也是一个不错的选择，这样可以启动人体的"发电系统"，以调节人体的胃肠功能。

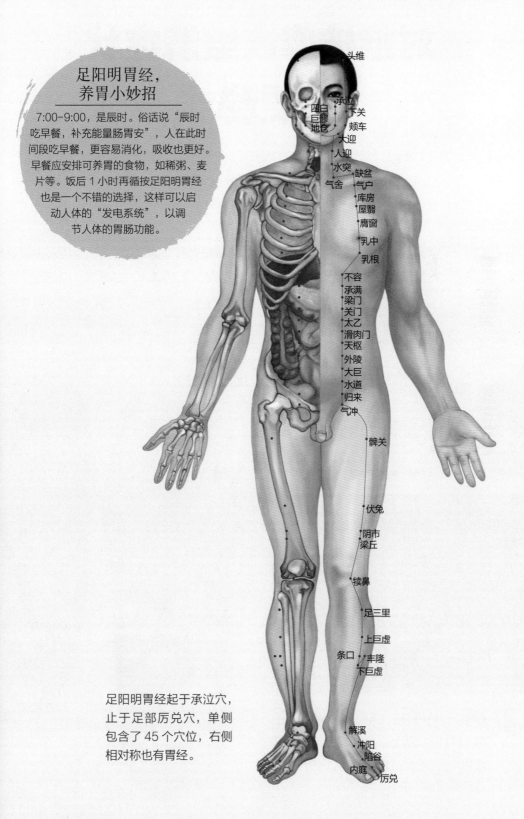

足阳明胃经起于承泣穴，止于足部厉兑穴，单侧包含了45个穴位，右侧相对称也有胃经。

对症按摩，缓解症状
便秘

脾胃气虚，推动力不足，就容易导致便秘的发生。另外，肠道阴虚水分不足，也会导致便秘的发生。情志不遂、久坐、饮食不节，导致气血循环能力差，影响脾胃的推动力，也会导致便秘。按摩以下穴位可以缓解便秘症状。

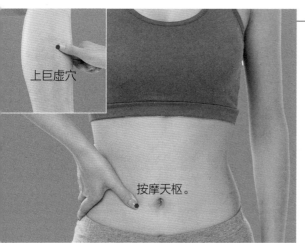

上巨虚穴

按摩天枢。

① 按摩胃经上的穴位：用指腹依次按摩天枢穴、上巨虚穴。这两个穴位是治疗便秘的基本穴位，无论哪种类型的患者都可以按摩，每个穴位按摩 3~5 分钟，每天 1 次。

足底反射区

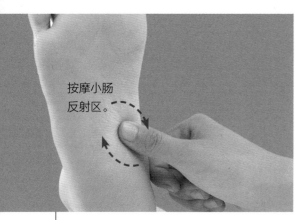

按摩小肠反射区。

② 按摩足部反射区：用拇指按摩足上的脾、胃、十二指肠、小肠、结肠反射区及周边区，能促进胃肠蠕动，缓解便秘。每次可按摩 1 分钟。

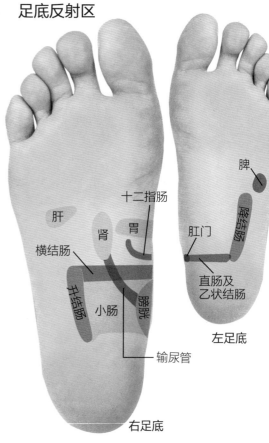

脾

十二指肠

肝

肾

胃

降结肠

肛门

横结肠

升结肠

膀胱

小肠

直肠及乙状结肠

输尿管

左足底

右足底

胃炎

无论是慢性胃炎、急性胃炎，还是浅表性胃炎、胃溃疡等胃病，都属于中医"胃脘痛"的范畴。中医认为，胃炎的主要原因是气血不畅。通则不痛，痛则不通，所以有胃炎症状者，可从活血化瘀、理气调中角度进行防治。

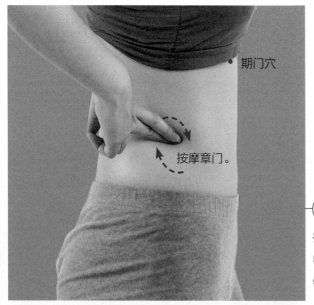

期门穴

按摩章门。

①

按摩章门穴、期门穴：将食指叠压在中指上按揉章门穴、期门穴2~3分钟，直到有温热感为宜。

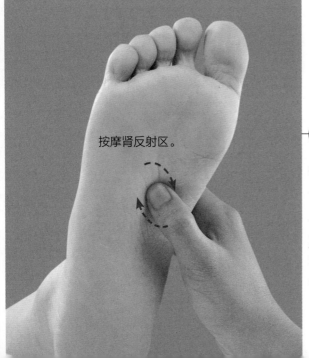

按摩肾反射区。

②

按摩足部的反射区：按摩足部的胃、十二指肠、肝、肾、膀胱、输尿管等反射区，来疏调脾胃气机，促进气血运行，以止痛、消胀。每次可按摩3~5分钟，每天按摩1次。按摩前用温水泡脚，效果更好。

打嗝

偶尔打嗝是正常的生理现象，若经常打嗝则要注意调养脾胃。中医认为，打嗝与胃气上逆有关。胃气上逆，使横膈膜痉挛收缩导致打嗝不止。按摩相关穴位，拍打背部经络，是治疗打嗝的好方法。

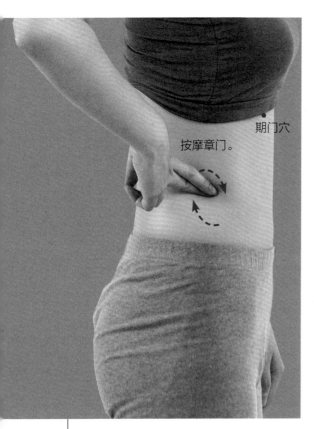

期门穴

按摩章门。

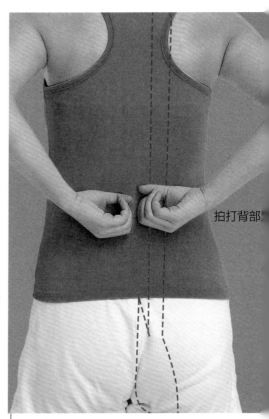

拍打背部

① 按摩脾经上的穴位：将食指叠压在中指上按揉章门穴、期门穴 2~3 分钟，直到有温热感为宜。此法能疏肝理气以止嗝止呕。

② 拍打背部膀胱经：拍打背部膀胱经。双手空握拳，用拳面拍打或按压背部膀胱经的循行部位（脊柱旁开 1.5 寸）。此方法可以温肾助阳，尤其适合体寒的打嗝患者。

食欲缺乏

食欲缺乏往往与脾气虚弱有关。除了必要的食疗之外，按摩与脾胃相关的穴位和足部的相关反射区，也可很好地调理食欲缺乏的症状。

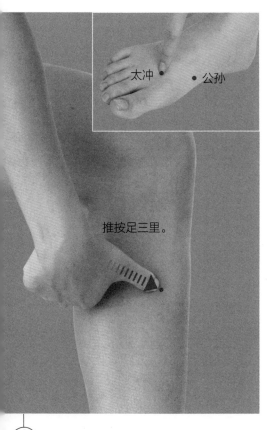

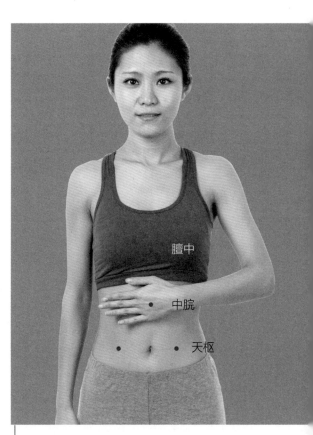

① **按摩与脾相关的穴位**：患者仰卧位，按摩者坐在患者右侧，在胃脘部先揉15分钟，再于中脘穴用拇指推按5分钟。接着分别推按足三里穴、公孙穴、太冲穴，每穴1分钟。

② **按压天枢、膻中、中脘**：用中间3指按摩天枢约2分钟；用手掌的大鱼际向外推抹膻中2分钟，双侧交替进行；用手掌在中脘处顺时针摩动，感到局部温热为佳。每穴按揉1~2分钟，使局部产生明显酸胀感为度。

胃痛

胃痛的发生与脾胃虚弱、脾胃受寒、肝脾不和或者是内有湿热等原因有一定关系，可根据自己的实际情况选择相应的按摩方法来对症调理，从而达到健脾益气、和胃止痛的目的。

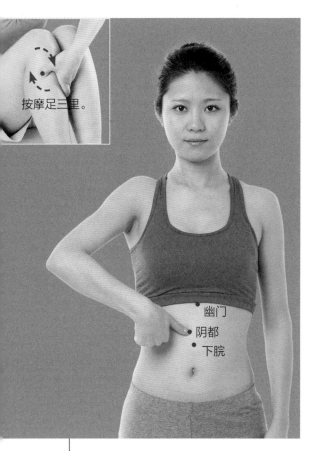

按摩足三里。

幽门
阴都
下脘

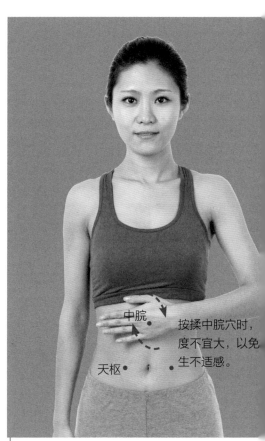

中脘
按揉中脘穴时，
度不宜大，以免
生不适感。
天枢

① 按摩足三里、阴都、下脘、幽门穴：这些穴位具有和胃健脾功效，对食欲缺乏、腹胀、胃痛有一定的辅助治疗效果。治疗胃痛、便秘、腹胀等胃肠疾病时，可按摩这些穴位，每次5分钟左右。

② 按摩中脘穴、天枢穴：先用手掌或食指、中指、无名指三指在脐上腹部摩腹10圈左右，再用大拇指在中脘穴处按摩5~10分钟。或用指尖点按天枢穴2~3分钟，以酸胀为度。

腹泻

过食生冷，或感受风寒后引起的腹泻，中医称之为寒泻；肠胃积热，或外受暑湿引起的腹泻，称为热泻；父母喂养不当，或孩子吃得过多引起的腹泻，称为伤食泻；久病久泻，或身体虚弱引起的腹泻，称为脾虚泻。因为导致腹泻的原因不同，所以调理应结合自己的实际情况选择最适合的方法。

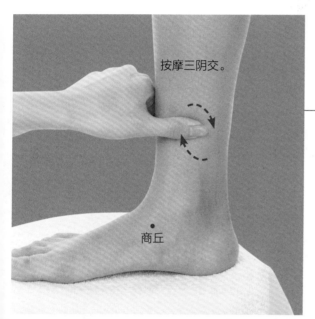

按摩三阴交。

商丘

① 按摩脾经、胃经上的穴位： 沿着脾经和胃经的循行部位轻轻推按，并重点按摩三阴交穴、商丘穴、足三里穴等，每个穴位按揉 1~2 分钟。久泻的小儿患者，顺着脾经和胃经，从下向上推按；感受邪气的实证患者，逆着脾经和胃经，从上向下推按。

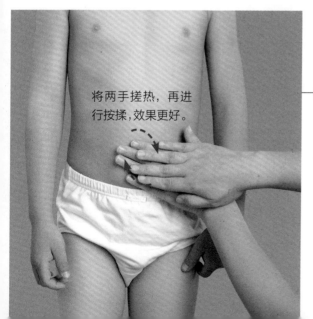

将两手搓热，再进行按揉，效果更好。

② 按摩神阙穴： 以肚脐为中心，用手掌顺时针摩腹 20 圈左右，手法要轻柔，待腹部感觉温暖，再以掌心按揉神阙穴，直到有温热感为宜。

口腔溃疡

中医认为，口腔溃疡的发生主要与脾胃虚弱有关系。脾胃虚弱、气机不畅，会阻碍营养吸收，导致口唇失养，使之可能有口腔溃疡的发生。另外，内有湿热，也是口腔溃疡发生的主要原因之一。对于口腔溃疡的调理，可以从按摩的角度来着手进行。

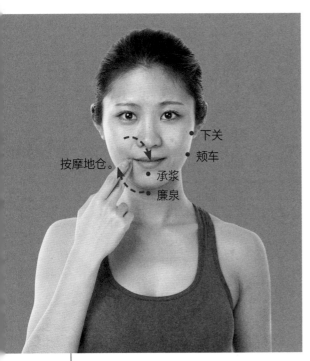

按摩地仓。
下关
颊车
承浆
廉泉

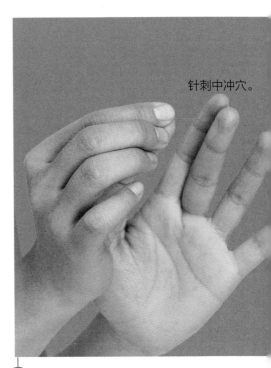

针刺中冲穴。

① 按摩口唇周围的穴位：用指腹依次按摩口周的穴位，比如地仓穴、颊车穴、下关穴、承浆穴、廉泉穴，每个穴位3~5分钟。此方法适合各种类型的口腔溃疡患者。

② 针刺清湿热穴位：取手部的中冲穴和脚部的厉兑穴（取穴见第157页）。在这两个穴位处，用碘酒或酒精消毒。然后用注射针的针头，快速地刺一下，挤出几滴血即可。这种方法可疏泄脾经的湿热，尤其适合实证的患者。但是在家操作可能有一定的危险性，建议大家最好去医院进行治疗。